Pour être tenu au courant de nos publications, envoyez vos coordonnées à :
edition@laplage.fr
www.laplage.fr

© Éditions La Plage
58, rue Jean Bleuzen - 92178 Vanves Cedex

© 2012 by Irisiana Verlag
Titre original : *Mit Hot Stones entspannen*
Traduction de l'allemand : Catherine Schiellein
ISBN : 978-2-84221-514-9
1145068 / 07
Dépôt légal : février 2017

Photographie de couverture : Lumenphoto © Getty
Toutes photographies DR
sauf page : 36 © www.sens-original.com
et sauf pages : 11, 17, 21, 25, 29, 31, 32, 33, 34, 35, 40, 41, 43, 47, 67,
75, 79, 82, 89, 91, 105, 109, 11, 117, 121, 123, 136 © Shutterstock.

Imprimé en Espagne sur du papier FSC (issu de forêts gérées durablement) par un imprimeur labellisé pour ses pratiques respectueuses de l'environnement.

Toute reproduction, intégrale ou partielle, par quelque procédé que ce soit, de la présente publication, faite sans l'autorisation de l'éditeur est illicite (article L/122.4 du Code de la propriété intellectuelle) et constitue une contrefaçon. L'autorisation d'effectuer des reproductions par reprographie doit être obtenue auprès du Centre français d'exploitation du droit de copie (C.F.C.) 20, rue des Grands-Augustins – 75006 Paris – Tél. : 01 44 07 47 70.

Sissi Eichhorn

PIERRES CHAUDES
AUTOMASSAGES ET MASSAGES À DEUX

SOMMAIRE

Vivre avec les pierres 5

Préconisations et Bienfaits d'un massage aux pierres
- À QUI CONVIENT LE MASSAGE AUX PIERRES ? 16
- LES CONTRE-INDICATIONS AU MASSAGE AUX PIERRES 18
- LES APPLICATIONS DE LA THERMOTHÉRAPIE. 19
- BIENFAITS D'UN MASSAGE AUX PIERRES CHAUDES 23

Le matériel
- L'ÉQUIPEMENT D'UN ESPACE DE MASSAGE PROFESSIONNEL 28
- LE NÉCESSAIRE POUR UN MASSAGE MAISON 30
- LE POUVOIR DES PIERRES 32
- LES PIERRES 36
- LE MATÉRIEL REQUIS 38

L'automassage : Le bien-être par le massage maison
- UN SPA À CIEL OUVERT 46
- AUTOMASSAGE DES MAINS 48
- UN LIT DE PIERRES POUR LE DOS 50
- AUTOMASSAGE DE BEAUTÉ POUR LE VISAGE 52
- SOINS DU VISAGE AUX PIERRES : PETITS MOMENTS DE BIEN-ÊTRE ... 56
- LES « PIERRES CHAKRA » 58
- SE DÉTENDRE AVEC LES « PIERRES CHAKRA » 62
- AUTOMASSAGE DES PIEDS 64

Le massage à deux
- LES TECHNIQUES DE MASSAGE 70
- LA PRÉPARATION 74
- LA TEMPÉRATURE APPROPRIÉE 75
- LE MASSAGE DE L'AVANT DU CORPS 76
- LE POSITIONNEMENT DES PIERRES SOUS LE DOS 77
- LE MASSAGE : LES PIEDS D'ABORD ! 79
- LES JAMBES 82
- LES MAINS ET LES BRAS 84
- LE COU ET LE VISAGE 86
- LE MASSAGE DE L'ARRIÈRE DU CORPS 90
- LA BONNE TEMPÉRATURE 91
- LES PIEDS 92
- LES JAMBES 92
- LA PRÉPARATION DU MASSAGE DU DOS 94
- LE MASSAGE DU DOS 94
- LES CONTRACTURES MUSCULAIRES 97

Pour aller plus loin : un peu de théorie 101

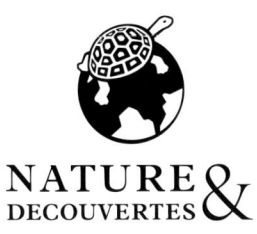

NATURE & DECOUVERTES

MALLETTE POUR MASSAGE AUX PIERRES CHAUDES
HOT-STONES MASSAGE CASE
KOFFER MIT MASSAGESTEINEN
MALETÍN PARA MASAJE CON PIEDRAS CALIENTES
MALETA PARA MASSAGEM COM PEDRAS QUENTES

Réf. 15211040 - 15211050

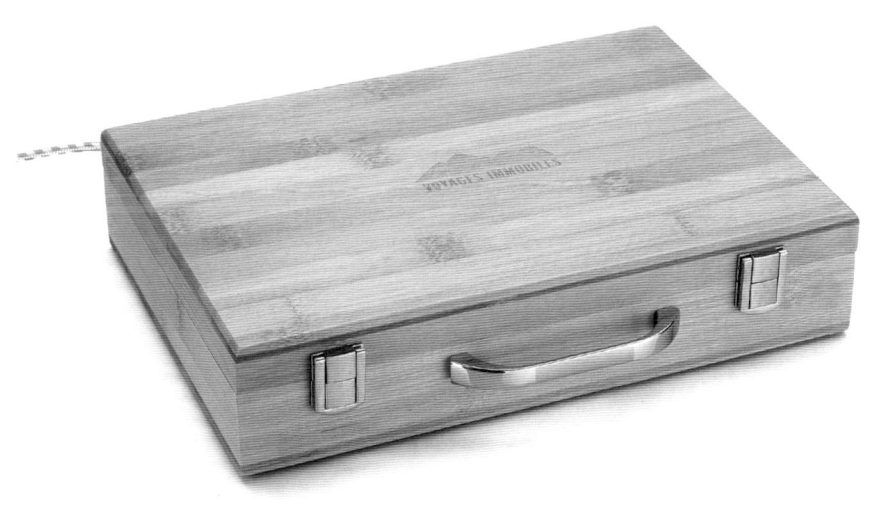

Lire attentivement et conserver soigneusement ce mode d'emploi.
Please carefully read this manual and keep it in a safe place.
Lesen Sie diese Anleitung sorgfältig durch und bewahren Sie sie gut auf.
Lea detenidamente este manual y consérvelo en un lugar seguro.
Leia cuidadosamente este manual e guarde-o em local seguro.

FR

INSTRUCTIONS IMPORTANTES. À CONSERVER POUR USAGE ULTÉRIEUR : LIRE ATTENTIVEMENT

Pour un usage optimal et afin d'éviter tout risque de blessure, veuillez lire attentivement ce manuel avant la première utilisation de la mallette pour massage aux pierres chaudes.

AVERTISSEMENT

- Cet appareil peut être utilisé par des enfants âgés d'au moins 8 ans et par des personnes ayant des capacités physiques, sensorielles ou mentales réduites ou dénuées d'expérience ou de connaissance, s'ils (si elles) sont correctement surveillé(e)s ou si des instructions relatives à l'utilisation de l'appareil en toute sécurité leur ont été données et si les risques encourus ont été appréhendés.
- Les enfants ne doivent pas jouer avec l'appareil.
- Le nettoyage et l'entretien par l'usager ne doivent pas être effectués par des enfants sans surveillance.
- Le cordon d'alimentation ne peut pas être remplacé, si ce câble est endommagé, le produit doit être détruit.
- Le non-respect des instructions est susceptible d'entraîner des blessures corporelles ou des dommages matériels (chocs électriques, brûlures de la peau, incendie). Ces consignes de sécurité et avertissements visent non seulement à protéger votre santé et celle des autres personnes, mais également à une bonne utilisation du produit. Pour cette raison, veuillez respecter ces consignes de sécurité et incluez-les lors de la remise du produit à d'autres personnes.
- Le produit ne doit pas être utilisé par des enfants, des personnes insensibles à la chaleur ou par des personnes vulnérables, en raison de leur incapacité à réagir en cas de surchauffe.
- Ne pas utiliser le produit sur des parties du corps qui sont enflées, blessées ou irritées.
- En cas de douleur ou d'inconfort pendant l'utilisation du produit, arrêter immédiatement de l'utiliser. N'est pas destiné à utilisation médicale à l'hôpital.
- Ce produit n'est PAS UN JOUET ! Les enfants ne doivent pas jouer avec l'appareil.
- Le nettoyage et l'entretien par l'usager ne doivent pas être effectués par des enfants sans surveillance.
- Cet appareil n'est pas destiné à un usage en milieu hospitalier.
- Ne pas utiliser le produit s'il est est humide
- Lorsqu'il n'est pas utilisé, ranger l'appareil dans un endroit sec.
- Cet appareil ne peut être utilisé qu'avec l'adaptateur fourni.
- Cet appareil fonctionne sur une source d'alimentation électrique. Il convient donc de respecter les règles de sécurité s'appliquant a tout appareil électrique.
- Brancher l'appareil uniquement sur la tension d'alimentation indiquée.
- Avant de mettre l'appareil sous tension, vérifier toujours que tous les composants de l'appareil sont en parfait état. En cas de défaut ou de dysfonctionnement, mettre immédiatement l'appareil hors tension et le débrancher.
- Veiller à examiner fréquemment cette ceinture en vue de détecter des signes d'usure ou de détérioration. En cas de mise en évidence de tels signes, si l'appareil a été utilisé de façon anormale ou s'il ne fonctionne pas, le retourner au fournisseur avant de le mettre en marche à nouveau.

MODE D'EMPLOI

1. Lavez et faites bouillir les pierres de massage avant la première utilisation, puis passez les à l'alcool et laissez les sécher. Les pierres de massage pourront ainsi mieux absorber les huiles essentielles. Vous pourrez alors bénéficier de tous les bienfaits de celles-ci.
2. Nettoyez les pierres et disposez-les dans la mallette. Refermez la mallette, branchez-la, et faites-la chauffer pendant 30 à 40 minutes environ (ou plus si la température ambiante est basse). La température est généralement inférieure à 70 °C.
3. Lorsque la température désirée est atteinte, sortez les pierres de la mallette à l'aide de gants résistants à la chaleur et placez-les sur une serviette ou un plateau propre.
4. Installez-vous dans une pièce chauffée dotée d'un lit confortable et adapté aux massages. Appliquez une huile de massage aux huiles essentielles ou une lotion préalablement préparée sur les zones du corps à masser, puis massez le corps en tenant les pierres chaudes dans vos mains (il est préférable de se faire aider d'un/une masseur/masseuse ou d'un proche). Placez ensuite les pierres chaudes sur les points d'acuponcture en veillant à la température (selon la tolérance de votre peau) et laissez-les pendant environ 20 minutes. Par exemple, les galets plats peuvent être positionnés le long de la colonne vertébrale ou sur le plexus solaire pour un effet de détente assurée. Pour finir, vous pouvez appliquer une crème de soins pour hydrater davantage la peau et favoriser son élasticité. (Il est préférable de prendre une douche chaude au préalable afin de bien dilater les pores sur l'ensemble du corps).
5. Selon le modèle, la mallette se compose de 8 à 14 pierres naturelles noires, douces, de formes et de tailles différentes, présentant de bonnes qualités thermiques et parfaitement adaptées aux massages. Choisissez la forme et la taille des pierres en fonction des différentes positions du corps.

CONTRE-INDICATIONS

Maladies cardiaques, varices, problèmes cardio-vasculaires importants, système immunitaire affaibli, diabète, problèmes respiratoires, affections cutanées (eczéma, psoriasis...).

PRECAUTION D'EMPLOI

1. Lorsque vous chauffez les pierres, assurez-vous que la boîte en bois soit bien fermée afin de réduire le temps de chauffe;
2. Si la température des pierres est trop élevée, retirez-les à l'aide de gants résistants à la chaleur. Veillez à ne poser les pierres sur le corps que lorsqu'elles sont à une température adéquate;
3. Pendant l'utilisation, veillez particulièrement à ne pas trop presser les pierres sur la peau ou à les passer sur les parties osseuses afin d'éviter tout risque de contusion;
4. Pendant le massage, vérifiez régulièrement la température des pierres pour éviter tout risque de brûlure due à une température trop élevée de ces dernières;
5. Lors du massage corporel, évitez les chocs entre les pierres afin de ne pas les endommager.

ENTRETIEN

1. Après utilisation, lavez les pierres à l'eau tiède claire et au savon liquide antiseptique et laissez-les sécher sur une serviette propre.
2. Rangez la mallette dans un endroit sec et hors de portée des enfants pour une utilisation ultérieure. Veillez à ne pas mettre la mallette sous tension.
3. Le nettoyage et l'entretien ne doivent pas être effectués par des enfants sans surveillance.

EN

PLEASE CAREFULLY READ THIS MANUAL AND KEEP IT IN A SAFE PLACE

For optimum use and in order to avoid any risk of injury, please read this manual carefully before using this case of hot massage stones.

WARNING

- This appliance can be used by children aged eight or over and by persons with reduced physical, sensory or mental capacities or those lacking experience or knowledge, provided that they are properly supervised or the instructions for safe use of the appliance have been provided to them and the risks involved have been understood.
- Children must not play with the appliance.
- The appliance must not be cleaned or maintained by unsupervised children.
- The power cord cannot be replaced. If the cable is damaged, the product must be disposed of.
- Failure to follow instructions may result in physical injury or material damage (electric shock, skin burns, fire). These safety guidelines and warnings are intended not only to protect your health and that of others, but also to ensure the product is used appropriately. For this reason, please follow these safety guidelines and make them available to other persons when they use the product.
- This product must not be used by children, persons insensitive to heat or by other vulnerable persons incapable of reacting, due to their inability to react, in the event of overheating.
- Do not use on areas of the body which are swollen, injured or irritated.
- If you experience pain or discomfort while using the product, stop using it immediately. Not intended for medical use in a hospital.
- This product is NOT A TOY. Children must not play with the appliance.
- The appliance must not be cleaned or maintained by unsupervised children.
- This appliance is not intended for use in a hospital environment.
- Do not use this product if it is wet.
- When not in use, store the appliance in a dry place.
- This appliance can only be used with the adaptor provided.
- This appliance operates via an electrical power source. Therefore, please observe the safety regulations for all electrical appliances.
- Connect the appliance only to the indicated voltage.
- Before turning on the power, make sure that all components of the appliance are in perfect condition. In the event of a fault or malfunction, immediately turn off the power and unplug the appliance.
- Frequently check this case for signs of wear and tear. If there are signs of wear and tear, if the appliance has not been used properly or if it is not working, return it to the supplier before using it again.

USER GUIDE

1. Wash and boil the massage stones before their first use, then wipe them with alcohol and leave to dry. This way, the massage stones can better absorb the essential oils. You will then draw maximum benefit from them.
2. Clean the stones and place them in the case. Close the case, plug it in, and heat it for approximately 30 to 40 minutes (or more if the temperature of the room is low). The temperature is generally lower than 70°C.
3. When you reach the desired temperature, use heat resistant gloves to remove the stones from the case and place them on a towel or clean tray.
4. Set up in a warm room with a comfortable bed suitable for massage. Apply a massage oil containing essential oils, or a pre-prepared lotion, to the areas of the body to be massaged, then massage the body while holding the warm stones in your hands (it is preferable to have the help of a massage therapist or someone close to you). Then place the warm stones on the acupuncture points, keeping note of the temperature (as tolerated by your skin) and leave them for approximately 20 minutes. For example, the flat stones can be positioned along the spine or on the solar plexus for guaranteed relaxation. To finish, you can apply cream to hydrate the skin and improve its elasticity. (It is preferable to take a warm shower in order to dilate the pores all over the body).
5. Depending on the model, the case contains 8 to 14 stones that are naturally black and smooth, and in different shapes and sizes, with good thermal qualities perfectly suited for massage. Choose the shape and size of the stones according to the different positions of the body.

CONTRAINDICATIONS

Cardiac diseases, varicose veins, severe cardio-vascular diseases, weak immune system, diabetes, respiratory disorders, cutaneous conditions (eczema, psoriasis, etc.).

PRECAUTIONS FOR USE

1. When you heat the stones, ensure that the wooden case is properly closed in order to reduce the heating time;
2. If the temperature of the stones is too high, use heat-resistant gloves to remove them. Be careful not to place the stones on the body until they are an adequate temperature;
3. During use, take particular care not to press the stones too hard onto the skin, or to pass them over the bony areas in order to avoid any risk of bruising;
4. During the massage, regularly check the temperature of the stones to avoid any risk of burning caused by the excessive temperature of the stones;
5. During a body massage, make sure the stones do not knock against each other so they do not get damaged.

MAINTENANCE

1. After use, wash the stones in clean, warm water with liquid antiseptic soap and leave them to dry on a clean towel.
2. Store the case in a dry place and out of reach of children for future use. Take care to ensure that the case is not plugged in.
3. The appliance must not be cleaned or maintained by unsupervised children.

DE

LESEN SIE DIESE ANLEITUNG SORGFÄLTIG DURCH UND BEWAHREN SIE DIESE GUT AUF

Für eine optimale Nutzung und um jegliches Verletzungsrisiko zu vermeiden, diese Bedienungsanleitung vor dem ersten Gebrauch des Koffers für Warmsteinmassagen aufmerksam lesen.

WARNHINWEISE

- Dieses Produkt ist für Kinder ab 8 Jahren oder für Personen mit eingeschränkten körperlichen, sensorischen oder mentalen Fähigkeiten oder für Personen geeignet, denen die nötige Erfahrung oder das nötige Wissen fehlt, sofern sie ausreichend beaufsichtigt werden oder sofern sie vorher in die sichere Gerätebenutzung eingewiesen wurden und sich der damit einhergehenden Risiken bewusst sind.
- Das Produkt darf Kindern nicht zum Spielen überlassen werden.
- Die Reinigung und Wartung des Produkts durch den Benutzer darf nicht unbeaufsichtigt von Kindern durchgeführt werden.
- Das Stromkabel kann nicht ausgetauscht werden. Ist das Kabel defekt, muss das Produkt entsorgt werden.
- Werden die Anweisungen nicht beachtet, kann es zu Verletzungen oder Sachschäden kommen (Stromschlag, Verbrennungen, Brandgefahr). Diese Sicherheits- und Warnhinweise sollen nicht nur Ihre Gesundheit und die anderer Menschen schützen, sondern auch dafür sorgen, dass das Produkt bestimmungsgemäß gebraucht wird. Aus diesem Grund bitte die Sicherheitshinweise beachten und diese mitgeben, wenn das Produkt an andere weitergegeben wird.
- Das Produkt darf nicht von wärmeunempfindlichen oder auf andere Weise hilfsbedürftigen Personen verwendet werden, die bei einer Überhitzung nicht in der Lage sind, angemessen zu reagieren.
- Das Produkt nicht an Körperteilen verwenden, die geschwollen, verletzt oder entzündet sind.
- Treten während des Gebrauchs Schmerzen oder Unwohlsein auf, die Verwendung sofort einstellen. Nicht zur Verwendung als medizinisches Gerät im Krankenhaus bestimmt.
- Dieses Produkt ist KEIN SPIELZEUG! Das Produkt darf Kindern nicht zum Spielen überlassen werden.
- Die Reinigung und Wartung des Produkts durch den Benutzer darf nicht unbeaufsichtigt von Kindern durchgeführt werden.
- Das Gerät ist nicht zur Verwendung im Krankenhaus bestimmt.
- Das Gerät nicht verwenden, wenn es feucht ist.
- Bei Nichtgebrauch an einem trockenen Ort lagern.
- Das Gerät darf nur mit dem mitgelieferten Netzteil verwendet werden.
- Dieses Produkt wird an den Strom angeschlossen. Daher sind die Sicherheitsregeln zu beachten, die beim Umgang mit elektrischen Geräten gelten.
- Das Produkt ausschließlich an eine Stromquelle mit der Netzspannung anschließen, die am Produkt angegeben ist.
- Bevor das Produkt eingeschaltet wird, stets den einwandfreien Zustand der einzelnen Komponenten des Produkts überprüfen. Bei Fehler oder Störung das Gerät sofort abschalten und vom Strom trennen.
- Das Produkt regelmäßig auf Verschleiß oder Beschädigung prüfen. Bei Anzeichen für Verschleiß oder Beschädigung, nach nicht sachgemäßer Verwendung oder bei einer Störung das Produkt nicht weiter verwenden, sondern zunächst zur Kontrolle an den Händler zurückgeben.

BEDIENUNGSANLEITUNG

1. Die Steine vor dem ersten Gebrauch waschen und kochen, dann mit Alkohol abwischen und trocknen lassen. Dadurch können die Steine ätherische Öle besser aufnehmen. Die wohltuende Wirkung kann sich dann voll entfalten.
2. Die Steine reinigen und in den Koffer legen. Den Koffer schließen und in die Steckdose einstecken und ca. 30 bis 40 min erwärmen lassen (bei niedriger Umgebungstemperatur auch länger). Die Temperatur beträgt generell weniger als 70 °C.
3. Ist die gewünschte Temperatur erreicht, die Steine mit hitzefesten Handschuhen aus dem Koffer holen und auf ein Handtuch oder einen sauberen Teller legen.
4. Ein beheiztes Zimmer mit einer geeigneten Massageliege aufsuchen. Massageöl aus ätherischen Ölen oder eine vorbereitete Lotion auf die Körperstellen auftragen, die massiert werden sollen. Dann die Massage durchführen und dabei die warmen Steine in den Händen halten (vorzugsweise unterstützt ein Masseur/eine Masseurin oder eine andere Person die Massage). Die Steine dann auf die Akupunkturpunkte legen, dabei auf die Temperatur achten (je nach Toleranzgrenze der Haut) und sie dort für ca. 20 min belassen. Die Steine können beispielsweise entlang der Wirbelsäule oder auf den Solarplexus gelegt werden. Dort entfalten sie eine garantiert entspannende Wirkung. Abschließend können Sie eine Pflegecreme auftragen, um die Haut mit Feuchtigkeit zu versorgen und ihre Spannkraft zu fördern. (Bevorzugt duscht man vor der Massage, damit sich die Poren am ganzen Körper weiten).
5. Der Koffer besteht je nach Modell aus 8 bis 14 schwarzen, glatten Natursteinen unterschiedlicher Form und Größe, die gute thermische Eigenschaften aufweisen und sich ideal für Massagen eignen. Die Form und Größe der Steine wählt man je nachdem, wo am Körper sie verwendet werden sollen.

GEGENANZEIGEN

Herzerkrankungen, Krampfadern, erhebliche Herz-Kreislauf-Probleme, geschwächtes Immunsystem, Diabetes, Atemnot, Hauterkrankungen (Ekzeme, Schuppenflechte ...).

SICHERHEITSHINWEISE

1. Beim Erwärmen der Steine darauf achten, dass der Koffer richtig geschlossen ist, um die Aufwärmzeit zu verringern.
2. Sind die Steine zu heiß, mit hitzefesten Handschuhen entnehmen. Die Steine erst auf den Körper legen, wenn sie eine geeignete Temperatur haben.
3. Bei der Verwendung darauf achten, die Steine nicht übermäßig auf die Haut zu drücken oder über knochige Körperpartien zu führen, um Druckstellen zu vermeiden.
4. Während der Massage regelmäßig die Temperatur der Steine überprüfen, um die Gefahr einer Verbrennung durch zu hohe Temperaturen auszuschließen.
5. Bei der Körpermassage die Steine nicht aneinanderschlagen, um sie nicht zu beschädigen.

PFLEGE

1. Die Steine nach Gebrauch mit klarem, lauwarmem Wasser und antiseptischer Flüssigseife reinigen und auf einem sauberen Handtuch trocknen lassen.
2. Den Koffer an einem trockenen Ort außerhalb der Reichweite von Kindern aufbewahren. Darauf achten, dass der Koffer nicht an den Strom angeschlossen ist.
3. Die Reinigung und Wartung des Produkts darf von Kindern nicht unbeaufsichtigt durchgeführt werden.

ES

INSTRUCCIONES IMPORTANTES. MANTENGA PARA USO FUTURO: LEA CUIDADOSAMENTE

Pour un usage optimal et afin d'éviter tout risque de blessure, veuillez lire attentivement ce manuel avant la première utilisation de la mallette pour massage aux pierres chaudes.

ADVERTENCIAS

- Este aparato puede ser utilizado por menores de a partir de 8 años de edad y por personas con capacidades físicas, sensoriales o mentales disminuidas o sin experiencia o conocimientos si son supervisadas correctamente, si se les ha proporcionado instrucciones relativas a la utilización del aparato con total seguridad o si han comprendido los riesgos que conlleva el producto.
- Este aparato no es un juguete.
- Los menores solo podrán realizar la limpieza y mantenimiento del producto bajo la supervisión de un adulto.
- El cable de alimentación no es sustituible, por lo que si este se daña, debe destruirse el producto.
- El incumplimiento de estas instrucciones puede provocar lesiones personales o daños materiales (descargas eléctricas, quemaduras en la piel, incendios). Estas instrucciones de seguridad y advertencias tienen por objeto no solo proteger su salud y la de los demás, sino también garantizar el uso adecuado del producto. Por esta razón, le rogamos que siga estas instrucciones de seguridad y que las adjunte cuando entregue el producto a otros.
- El producto no debe ser utilizado por menores, personas insensibles al calor o personas vulnerables, debido a su incapacidad para reaccionar en caso de recalentamiento.
- No utilice el producto en partes del cuerpo que estén hinchadas, lesionadas o irritadas.
- Si experimenta dolor o molestias mientras usa el producto, deje de usarlo inmediatamente. Producto no diseñado para uso médico en hospitales.
- Este producto NO ES UN JUGUETE. Evitar que los menores jueguen con este aparato.
- Los menores solo podrán realizar la limpieza y mantenimiento del producto bajo la supervisión de un adulto.
- Este dispositivo no está diseñado para su uso en hospitales.
- No utilizar el producto si este presenta humedad.
- Cuando no esté en uso, guarde el aparato en un lugar seco.
- Este aparato solo puede utilizarse con el adaptador que incluye.
- Este aparato funciona con una fuente de alimentación eléctrica. Por lo tanto, es necesario cumplir las normas de seguridad aplicables a todo el material eléctrico.
- Conectar el aparato solo a la tensión de alimentación indicada.
- Antes de encender el aparato, comprobar siempre que todos sus componentes estén en perfecto estado. En caso de avería o mal funcionamiento, desconectar inmediatamente la alimentación y desenchufar el aparato.
- Examine con frecuencia este maletín para detectar signos de desgaste o deterioro. En caso de presencia de tales signos, si la prenda se utilizó de forma indebida o si no funciona, devolverlo al proveedor antes de volver a ponerlo en marcha.

INSTRUCCIONES

1. Lave y ponga a hervir las piedras de masaje antes de utilizarlas por primera vez, a continuación, límpielas con alcohol y déjelas secar. De este modo las piedras de masaje podrán absorber mejor los aceites esenciales. A continuación ya podrá beneficiarse de todas sus propiedades.
2. Limpie las piedras y métalas en el maletín. Vuelva a cerrar el maletín, enchúfelo y déjelo calentar durante 30 a 40 minutos aproximadamente (o más si la temperatura ambiente es baja). La temperatura es por lo general inferior a 70 °C.
3. Cuando alcance la temperatura deseada, saque las piedras del maletín con guantes resistentes al calor y colóquelas sobre una toalla o una bandeja limpia.
4. Instálese en una habitación calentada dotada de una cama cómoda y adaptada a los masajes. Aplique un aceite de masaje de aceites esenciales o una loción previamente preparados sobre las zonas del cuerpo que va a masajear y, a continuación, masajee el cuerpo sujetando las piedras calientes con las manos (es preferible ayudarse de un(a) masajeador(a) o de otra persona. Coloque entonces las piedras calientes sobre los puntos de acupuntura velando por la temperatura (según la tolerancia de su piel) y déjelas durante aproximadamente 20 minutos. Por ejemplo, los guijarros planos pueden colocarse a lo largo de la columna vertebral o sobre el plexo solar para obtener un efecto de relajamiento garantizado. Para terminar, puede aplicar una crema cosmética para hidratar más la piel y favorecer su elasticidad. (Es preferible ducharse con agua caliente previamente para dilatar correctamente los poros de todo el cuerpo).
5. Según el modelo, el maletín se compone de 8 a 14 piedras naturales negras, suaves, de formas y tamaños diferentes, con buena calidad térmica y perfectamente adaptadas a los masajes. Elija la forma y el tamaño de las piedras en función de las distintas posiciones del cuerpo.

CONTRAINDICACIONES

Enfermedades cardíacas, varices, problemas cardiovasculares importantes, sistema inmunitario debilitado, diabetes, problemas respiratorios, afecciones cutáneas (eccema, psoriasis, etc.).

PRECAUCIONES DE USO

1. Cuando caliente las piedras, asegúrese de que la caja de madera esté bien cerrada, para reducir el tiempo de calentamiento;
2. Si la temperatura de las piedras es muy elevada, retírelas con guantes resistentes al calor. Coloque las piedras sobre el cuerpo únicamente cuando tengan una temperatura adecuada;
3. Durante el uso, en particular, no presione demasiado las piedras sobre la piel ni las pase sobre las zonas óseas, para evitar cualquier riesgo de contusión;
4. Durante el masaje, compruebe de vez en cuando la temperatura de las piedras para evitar cualquier riesgo de quemadura por temperatura elevada;
5. Durante el masaje corporal, evite los choques entre las piedras, para no dañarlas.

MANTENIMIENTO

1. Cuando termine el masaje, lave las piedras con agua templada transparente y jabón líquido antiséptico y déjelas secar sobre una toalla limpia.
2. Guarde el maletín en un lugar seco y fuera del alcance de los niños para usos posteriores. Cerciórese de que no se encienda el maletín.
3. Los menores solo podrán realizar la limpieza y mantenimiento del producto bajo supervisión.

PT

INSTRUÇÕES IMPORTANTES. MANTENHA O USO FUTURO: LEIA CUIDADOSAMENTE

Para otimizar a utilização e evitar riscos de ferimentos, leia atentamente este manual antes da primeira utilização da mala para massagem com pedras quentes.

AVERTISSEMENT

- Este aparelho pode ser usado por crianças a partir dos 8 anos de idade e por pessoas com capacidades físicas, sensoriais ou mentais reduzidas, ou com falta de experiência ou de conhecimento, se forem devidamente supervisionadas, ou se lhes tiverem sido fornecidas as instruções para a utilização segura do aparelho e se tiverem sido abordados os riscos envolvidos.
- As crianças não devem brincar com o aparelho.
- A limpeza e a manutenção não devem ser realizadas por crianças sem qualquer supervisão.
- O cabo de alimentação não pode ser substituído; se este cabo estiver danificado, o produto deve ser eliminado.
- O não cumprimento das instruções pode causar danos físicos ou materiais (choques elétricos, queimaduras na pele, incêndio). Estas instruções de segurança e de advertência visam não só salvaguardar a sua saúde e a das outras pessoas, como também a utilização correta do produto. Por essa razão, cumpra as instruções de segurança e inclua-as quando entregar o produto a outras pessoas.
- O produto não deve ser utilizado por crianças, pessoas com insensibilidade ao calor ou por pessoas vulneráveis, incapazes de reagir em caso de sobreaquecimento.
- Não utilizar o produto em partes do corpo que estejam inchadas, feridas ou irritadas.
- Em caso de dor ou de desconforto durante a utilização do produto, parar de imediato a sua utilização. Não se destina a utilização médica no hospital.
- Este produto NÃO É UM BRINQUEDO! As crianças não devem brincar com o aparelho.
- A limpeza e a manutenção não devem ser realizadas por crianças sem qualquer supervisão.
- Este aparelho não se destina a uma utilização no meio hospitalar.
- Não utilizar o produto se estiver húmido
- Quando não estiver a ser utilizado, guardar o aparelho num lugar seco.
- Este aparelho só pode ser utilizado com o adaptador fornecido.
- Este aparelho funciona com uma fonte de alimentação elétrica. É, pois, necessário respeitar as regras de segurança aplicáveis a qualquer aparelho elétrico.
- Ligar o aparelho unicamente na tensão de alimentação indicada.
- Antes de ligar o aparelho, verificar sempre se todos os componentes estão em bom estado. Em caso de anomalia, desligar de imediato o aparelho da corrente.
- Verificar com frequência a mala para detetar sinais de desgaste ou de deterioração. Se identificar estes sinais, se o aparelho tiver sido utilizado de modo anormal ou se não funcionar, deve devolver o mesmo ao fornecedor antes de colocá-lo em funcionamento novamente.

INSTRUÇÕES DE UTILIZAÇÃO

1. Lave e ferva as pedras de massagem antes da primeira utilização, a seguir passe-as por álcool e deixe-as secar. Deste modo, as pedras de massagem irão absorver melhor os óleos essenciais. Poderá então beneficiar de todas as vantagens que estas têm para oferecer.
2. Limpe as pedras e coloque-as dentro da mala. Feche a mala, ligue-a à eletricidade e aqueça-a durante cerca de 30 a 40 minutos (ou mais se a temperatura ambiente for baixa). Normalmente, a temperatura é inferior a 70 °C.
3. Uma vez atingida a temperatura pretendida, retire as pedras da mala com a ajuda de luvas resistentes ao calor e coloque-as numa toalha ou recipiente limpo.
4. Acomode-se num espaço aquecido, equipado com uma cama confortável e adaptado a massagens. Aplique um óleo de massagem com óleos essenciais, ou uma loção previamente preparada, nas partes do corpo a massajar, a seguir massaje o corpo com as pedras quentes nas mãos (é preferível ter um massajador para o(a) auxiliar ou algo parecido). A seguir coloque as pedras quentes nos pontos de acupuntura garantido a temperatura (de acordo com a tolerância da sua pele) e deixe-as ficar aproximadamente durante 20 minutos. Por exemplo, as pedras lisas podem ser colocadas ao longo da coluna vertebral ou no plexo solar para um efeito relaxante garantido. Para terminar, pode aplicar um creme para hidratar mais a pele e favorecer a sua elasticidade. (É preferível tomar um duche quente antecipadamente para dilatar bem os poros do corpo).
5. Dependendo do modelo, a mala tem 8 a 14 pedras naturais pretas, suaves, de formatos e tamanhos diferentes, com boas qualidades térmicas e perfeitamente adaptadas às massagens. Escolha o formato e o tamanho das pedras de acordo com as diferentes posições do corpo.

CONTRA INDICAÇÕES

Doenças cardíacas, varizes, problemas cardiovasculares importantes, sistema imunitário debilitado, diabetes, problemas respiratórios, afeções cutâneas (eczema, psoríase, etc.).

CUIDADOS DE UTILIZAÇÃO

1. Quando aquecer as pedras, certifique-se de que a caixa de madeira está bem fechada para diminuir o tempo de aquecimento;
2. Se a temperatura das pedras for demasiado elevada, retire-as com a ajuda de luvas resistentes ao calor. Coloque as pedras no corpo quando estas estiverem a uma temperatura adequada;
3. Durante a utilização, não pressione demasiado as pedras na pele nem as passe nas partes ósseas para evitar o perigo de contusões;
4. Durante a massagem, verifique a temperatura das pedras com regularidade para evitar o risco de queimaduras devido à sua temperatura demasiado elevada;
5. Durante a massagem do corpo, evite os choques entre as pedras para não as danificar.

MANUTENÇÃO

1. Após a utilização, lave as pedras com água tépida e sabonete líquido antisséptico e deixa-as secar numa toalha limpa.
2. Guarde a mala num local seco e afastado do alcance das crianças para uma utilização futura. Não ligue a mala à eletricidade.
3. A limpeza e a manutenção não devem ser realizadas por crianças sem qualquer supervisão.

15211040 - x 8 GALET DE BASALT / BASALT STONES / BASALTSTEINE / PIEDRAS DE BASALTO / PEDRAS DE BASALTO
15211050 - x 14 GALET DE BASALT / BASALT STONES / BASALTSTEINE / PIEDRAS DE BASALTO / PEDRAS DE BASALTO

Nature & Découvertes
11 rue des Etangs Gobert
78000 Versailles (France)
www.natureetdecouvertes.com
N°service client : +33(0)1 8377 0000

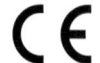

Conforme aux normes européennes.
Compliant with European standards.
Entspricht europäischen Normen.
Conforme con las normas europeas.
Em conformidade com as normas europeias.

Ce produit est destiné pour un usage en intérieur uniquement.
This product is intended for indoor use only.
Dieses Produkt ist ausschließlich für den Gebrauch in Innenräumen bestimmt.
Este producto está previsto para un uso exclusivo en interiores.
Este produto destina-se apenas a ser utilizado no interior.

Ce produit doit être collecté par une filière spécifique et ne doit pas être jeté dans une poubelle classique.
This product must be collected by a specialist service and must not be disposed of with household waste.
Dieses Produkt ist als Abfall einer gesonderten Verwertung zuzuführen und darf nicht über den regulären Hausmüll entsorgt werden.
Este producto debe ser recolectado por un sector específico y no debe ser lanzado en un contenedor convencional.
Este produto deve ser coletado por um setor específico e não deve ser jogado em um recipiente convencional.

VIVRE AVEC LES PIERRES

*Les pierres sont omniprésentes dans notre vie.
Il suffit d'être un peu attentif pour en découvrir partout,
sous leur forme naturelle ou dans des objets fabriqués
par la main de l'homme. Les pierres nous fascinent...
Et depuis toujours, elles nous aident à guérir divers
problèmes de santé.*

La fascination des pierres

À chaque fois que je pars en vacances, en excursion ou juste en promenade, je rapporte chez moi une pierre, parfois plusieurs. Il me suffit de la prendre en main, même des années plus tard, pour que me revienne en mémoire le souvenir du lieu où je l'ai ramassée et les circonstances qui ont entouré sa découverte. Je revois la plage, la rivière, la forêt, je me rappelle les personnes qui m'accompagnaient et je revis la sensation du vent, du soleil ou de la pluie.

Je sais que je ne suis pas seule à collectionner les pierres. Nombreux sont ceux qui en décorent les rebords de fenêtres, les utilisent comme butoir de porte ou les glissent dans leur lit, en guise de bouillotte, pendant les froides nuits d'hiver. Leur contact procure à certains du réconfort ou simplement un plaisir tactile. D'autres voient en elles un porte-bonheur.

HISTOIRES DE PIERRES

Il existe des pierres qui nous donnent de l'énergie et d'autres qui nous apaisent.

Certaines pierres nous laissent indifférents, tandis que d'autres exercent sur nous une attraction magique : elles nous parlent, nous invitent à les toucher, à les garder. Il y en a qui sont si belles qu'on les porte en bijou. Il y en a qui ne nous accompagnent que quelque temps et d'autres, pendant la vie entière : de la naissance à la mort, parfois.

Chaque pierre nous raconte l'histoire de notre planète. Il suffit de lui prêter attention pour profiter de son savoir.

DEPUIS LA NUIT DES TEMPS...

Les lieux de culte construits en pierre par nos lointains ancêtres attirent encore les hommes d'aujourd'hui. Dans le sud de l'Angleterre, Stonehenge, l'un des édifices les plus anciens et les plus connus de l'histoire de l'humanité, reçoit chaque année des milliers de visiteurs.

À l'instar des autels des églises catholiques, bien des lieux de dévotion et de prière sont revêtus de marbre. Les pierres nous protègent, que ce soit les murs qui nous abritent du vent et des intempéries, les digues qui préservent les terres des raz-de-marée ou les remparts par lesquels des hommes se défendent d'autres hommes. La pierre inspire les artistes depuis des temps immémoriaux. Mais on l'a aussi utilisée pour fabriquer des armes, qu'il s'agisse de haches, de pierres de fronde ou de pointes de flèche. Et de nos jours, malheureusement, c'est toujours de pierres qu'on se sert lors de lapidations.

LES PREMIERS FOURS : DES FOSSES REMPLIES DE PIERRES CHAUDES

Les pierres chaudes servaient à la cuisson des aliments dans de nombreuses cultures. Une fois chauffées à blanc, on les versait dans une fosse. On les recouvrait d'une première couche de terre pour éviter à la nourriture de brûler à leur contact. On posait par dessus de la viande, du poisson ou des légumes enveloppés de grandes feuilles avant de recouvrir le tout de terre. Les aliments cuisaient à l'étouffée en cinq heures environ. D'ailleurs, cette méthode est toujours valable de nos jours : elle représente une alternative amusante au barbecue lors d'un repas en plein air.

Les origines de la lithothérapie

On utilise les pierres à des fins curatives dans le monde entier et depuis la nuit des temps. On peut citer les chamanes de Russie, les sorciers d'Afrique ou d'Inde, les aborigènes d'Australie, les guérisseurs d'Hawaï : ils se situent tous dans cette tradition, qui perdure de nos jours. Dans la plupart des cas d'utilisation thérapeutique, on chauffe les pierres, comme aujourd'hui pour les massages.

Par exemple, lors du rituel des « huttes de sudation » encore pratiqué de nos jours par les Indiens d'Amérique du Nord, on dépose des pierres, préalablement chauffées au feu, dans un creux ménagé dans le sol. Puis on les arrose, brûlantes, d'une eau additionnée de plantes. Une vapeur ardente et parfumée emplit alors tout l'espace, tout à fait comme dans nos saunas modernes.

Toujours en Amérique, les cow-boys mettaient des pierres à chauffer dans leur feu de camp pour lutter contre le froid nocturne intense de la prairie.

L'UTILISATION DES PIERRES À HAWAÏ

Si l'on associe souvent le massage aux pierres chaudes à Hawaï, c'est probablement parce que la plupart des pierres de basalte utilisées en Europe pour ce type de soin ont cette île pour origine. Mais l'utilisation des pierres pour le massage y est relativement récente : elles ne font partie intégrante du lomi-lomi, le massage hawaïen traditionnel tel qu'on le pratique aujourd'hui un peu partout, que depuis une vingtaine d'années.

Pour autant, les pierres ont toujours occupé une place prépondérante dans la culture hawaïenne. Selon Kumu Kehau, professeur de danse hula, les pierres et le bois sont, depuis la nuit des temps, des matériaux essentiels pour la préparation de remèdes. Ainsi, on réduisait en poudre les plantes médicinales à l'aide de pierres spécialement taillées. Quant au poï, un plat traditionnel de la cuisine hawaïenne, il est obtenu à partir de tubercules de taro (ou kalo) broyés entre des pierres.

On vénérait des « rochers de la fertilité », aux formes évoquant des organes génitaux humains, dont seules les femmes avaient le droit de s'approcher. Il existait aussi des « pierres d'accouchement » sur lesquelles les femmes de la classe dirigeante donnaient le jour à leurs enfants. Même de nos jours, ces lieux, toujours considérés comme sacrés, sont rarement accessibles aux touristes.

Les pierres dans la nature

Dans la nature, les pierres sont exposées en permanence à des influences cosmiques. C'est au soleil, au vent, à la pluie et aux rayonnements en provenance de l'espace qu'elles doivent leurs formes et leurs particularités. En s'infiltrant à travers des formations rocheuses d'une extrême dureté, l'eau transporte des molécules d'information jusque dans les couches géologiques les plus profondes. Même les roches les plus solides éclatent sous l'effet du gel ou se transforment en sable fin sous l'effet de l'érosion.

Les êtres vivants ont besoin de stimuli naturels

Tout organisme vivant sur notre planète est soumis à l'influence du champ magnétique de la terre. Sans lui, la vie telle que nous la connaissons ne serait pas possible. Des expériences menées dans des espaces isolés par d'épaisses plaques d'acier ont montré qu'en l'absence de ces influences cosmiques permanentes, les animaux à sang chaud développent des troubles de l'homéostasie : c'est-à-dire qu'ils ne parviennent plus à maintenir l'équilibre de leurs fonctions physiologiques.

Les rayonnements en provenance de l'espace exercent eux aussi sur la vie une influence déterminante, de même que les éléments apportés à la surface de la terre par la pluie, la neige ou la rosée, qui pénètrent jusque dans les couches les plus profondes de la terre. Une personne qui resterait confinée dans une pièce fermée, évitant tout contact avec la nature et se soustrayant aux stimuli naturels que sont le soleil, la pluie, la chaleur et le froid, finirait par tomber malade, à plus ou moins brève échéance. Faute de sollicitations, son système immunitaire s'effondrerait et, épuisée et affaiblie, elle se retrouverait bien mal en point au premier souffle d'air frais.

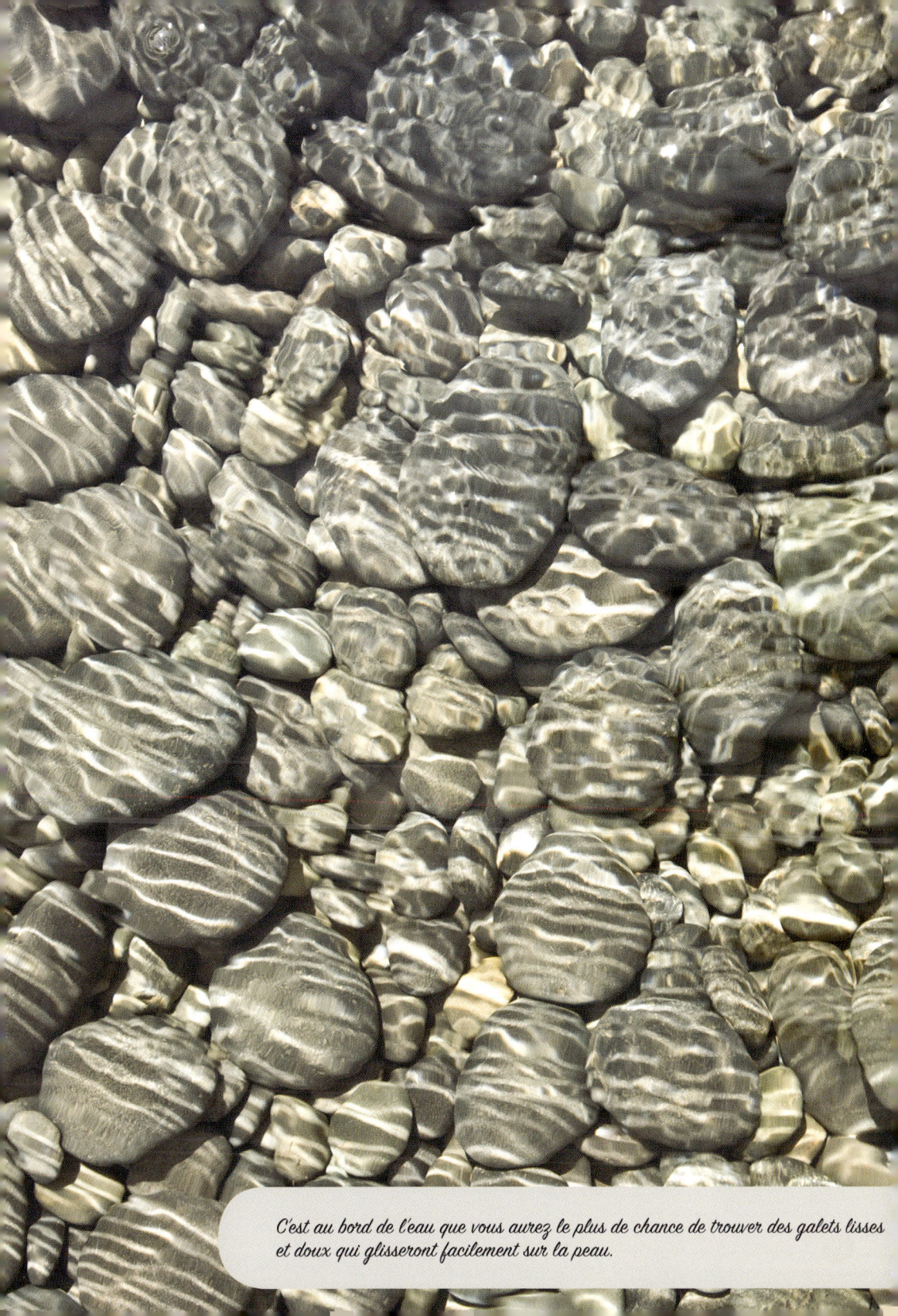

C'est au bord de l'eau que vous aurez le plus de chance de trouver des galets lisses et doux qui glisseront facilement sur la peau.

Il en va de même des pierres

Confinées dans des pièces fermées, les pierres finissent par perdre leur énergie naturelle. Elles deviennent alors inertes et désagréables au toucher. Elles ne nous « parlent » plus. Les professionnels qui travaillent avec des pierres s'aperçoivent aussi qu'elles ne retiennent plus la chaleur nécessaire à un massage bienfaisant. Il est alors grand temps d'exposer à nouveau ces pierres aux éléments naturels, afin qu'elles refassent le plein d'énergie. Ce phénomène est bien connu des lithothérapeutes. Ainsi, les pierres qu'on a portées longtemps sur soi ou qu'on a utilisées pour traiter un client doivent être déchargées puis rechargées avant qu'on puisse s'en servir à nouveau. Pour les décharger, on peut les laver à l'eau et au savon. On les recharge simplement en les exposant dans la nature, que ce soit dans un coin de jardin, sur un balcon ou sur un rebord de fenêtre ensoleillé.

L'énergie des pierres

Une de mes clientes avait contracté lors d'un voyage une pénible sinusite maxillaire. En l'absence d'autre ressource thérapeutique, elle avait appliqué une améthyste sur la zone douloureuse pendant toute une nuit, car il lui semblait que le contact de cette pierre fraîche pourrait la soulager. Le lendemain matin, elle avait nettement moins mal, mais la pierre était méconnaissable. Sa belle couleur violette avait viré à un brun beige rougeâtre. Elle m'a apporté la pierre à son retour de voyage et j'ai eu du mal à croire qu'il s'agissait d'une améthyste. Elle avait déjà tout essayé, disait-elle, pour la nettoyer. Sur mes conseils, elle a enterré son améthyste... et l'a oubliée. En retournant son parterre de fleurs six mois plus tard, elle l'a retrouvée complètement transformée. Elle avait retrouvé sa couleur violette et tout son éclat.

Les pierres sont nos alliées

Dans la culture des Indiens d'Amérique, tout ce qui existe sur terre possède une âme.

Ainsi, pour eux, les mammifères sont des « personnes à quatre pattes », les humains, des « personnes à deux pattes », les oiseaux, des « personnes ailées », les animaux aquatiques, des « personnes de l'eau », les plantes, des « personnes vertes » et les minéraux, des « personnes de pierre ».

Pour les Indiens, les pierres sont les os de notre mère la terre, tandis que l'eau est son âme. Dans cette optique, des éléments que nous considérons souvent comme inertes ont leur place dans l'ordre du monde vivant, au même titre que les hommes.

En contact avec soi-même et avec la nature

Vivant en accord avec la nature, certains peuples et individus savent encore être à l'écoute de leur voix intérieure, de leur âme. Ils se fient à cette voix en toute confiance, comme à une amie. Dans le monde soi-disant « civilisé », seuls les enfants en sont encore capables.

Les pierres peuvent nous aider à nous rapprocher de la nature et de nous-mêmes. Elles nous apportent un sentiment de sécurité et de constance. Elles nous soutiennent lors de séances de méditation et de relaxation. Utilisées au cours d'un massage, elles n'ont pas pour seul effet d'apaiser tensions et douleurs musculaires. De nombreux clients rapportent qu'après ce contact particulier avec les pierres, ils regardent la nature d'un œil neuf et se sentent plus ouverts à la pluralité des formes de vie.

À chaque fois que nous recevons un visiteur à la maison, je lui offre l'une de mes pierres. Elles sont aussi différentes les unes des autres que les cailloux qu'on trouve dans le lit d'une rivière. Mais que son choix se porte sur une pierre lisse ou anguleuse, claire ou foncée, grande ou petite, mate ou luisante, une chose est certaine : lorsque je reverrai cette personne des mois ou des années plus tard, elle ne manquera pas de me montrer la pierre qu'elle avait emportée.

Les enseignements des pierres

De mes longues années de travail avec les pierres, j'ai tiré de précieux enseignements. À leur contact, je suis devenue plus patiente avec mon entourage et avec moi-même et aussi plus respectueuse de la création. Elles font désormais partie intégrante de ma vie et je les inclus dans toutes les formes de thérapie que j'utilise. Elles sont l'ornement de ma « maison de pierre » et grâce à elles, j'ai rencontré beaucoup de gens intéressants. De tout cela, je leur suis profondément reconnaissante. Je me fais une joie de partager avec vous dans cet ouvrage ma fascination pour les pierres et ma pratique de leur utilisation, chaudes ou froides, pour réaliser des massages aussi agréables que bénéfiques. Je vous souhaite beaucoup de bonheur et d'expériences salutaires au contact de vos nouvelles amies, les pierres.

PRÉCONISATIONS ET BIENFAITS D'UN MASSAGE AUX PIERRES

Le massage aux pierres apporte du bien-être, détend le corps, l'esprit et l'âme et il a des effets thérapeutiques sur divers problèmes de santé. Cependant, la méthode ne convient pas forcément à tout le monde : il faut donc toujours peser le pour et le contre, dans chaque cas particulier.

À qui convient le massage aux pierres ?

Dans quels domaines a-t-il fait ses preuves ?

Le massage intégral aux pierres chaudes et froides est idéal pour des personnes stressées qui ont besoin de se déconnecter, de se réapproprier leur corps et d'échapper au tourbillon de leurs pensées. Chez ce type de patient, le traitement entraîne rapidement une meilleure perception de son propre corps.

Les personnes qui souffrent de contractures musculaires, de torticolis ou de divers maux de dos seront en de bonnes mains chez un praticien du massage aux pierres. Les pathologies présentées par ceux qui passent trop de temps assis, en voiture ou devant leur ordinateur, peuvent être soulagées, voire éliminées par l'action des pierres à différentes températures, associée à quelques manipulations expertes.

Il m'est souvent arrivé de faire disparaître d'autres symptômes que ceux pour lesquels un client venait consulter. Utilisée en complément d'autres mesures thérapeutiques prescrites par un médecin, la méthode *Water and Stone* que je pratique (voir page 118), s'avère fréquemment un traitement auxiliaire efficace. Elle détend, elle réchauffe et a généralement pour effet de renforcer la confiance dans la vie. Elle est donc bénéfique pour l'organisme dans son ensemble, activant par là ses capacités d'autoguérison.

Certaines pathologies invitent à la prudence

Comme toute forme de traitement, le massage aux pierres chaudes et froides ne convient pas forcément à tous ni à tous les moments de la vie. Les quelques contre-indications que je vais mentionner ici s'appliquent également à l'automassage et au massage entre partenaires, exposés dans ce livre. Les médecins et les professionnels de santé connaissent fort bien les troubles et les symptômes incompatibles avec cette thérapie. Dans le doute, adressez-vous à eux.

MASSAGE DES ENFANTS : PRUDENCE ! Les enfants ont la peau beaucoup plus sensible à la chaleur que les adultes. Ils peuvent trouver insupportable une température qu'un adulte percevra comme agréable. Lorsqu'on masse un enfant, il ne faut pas chauffer l'eau à plus de 40 °C.

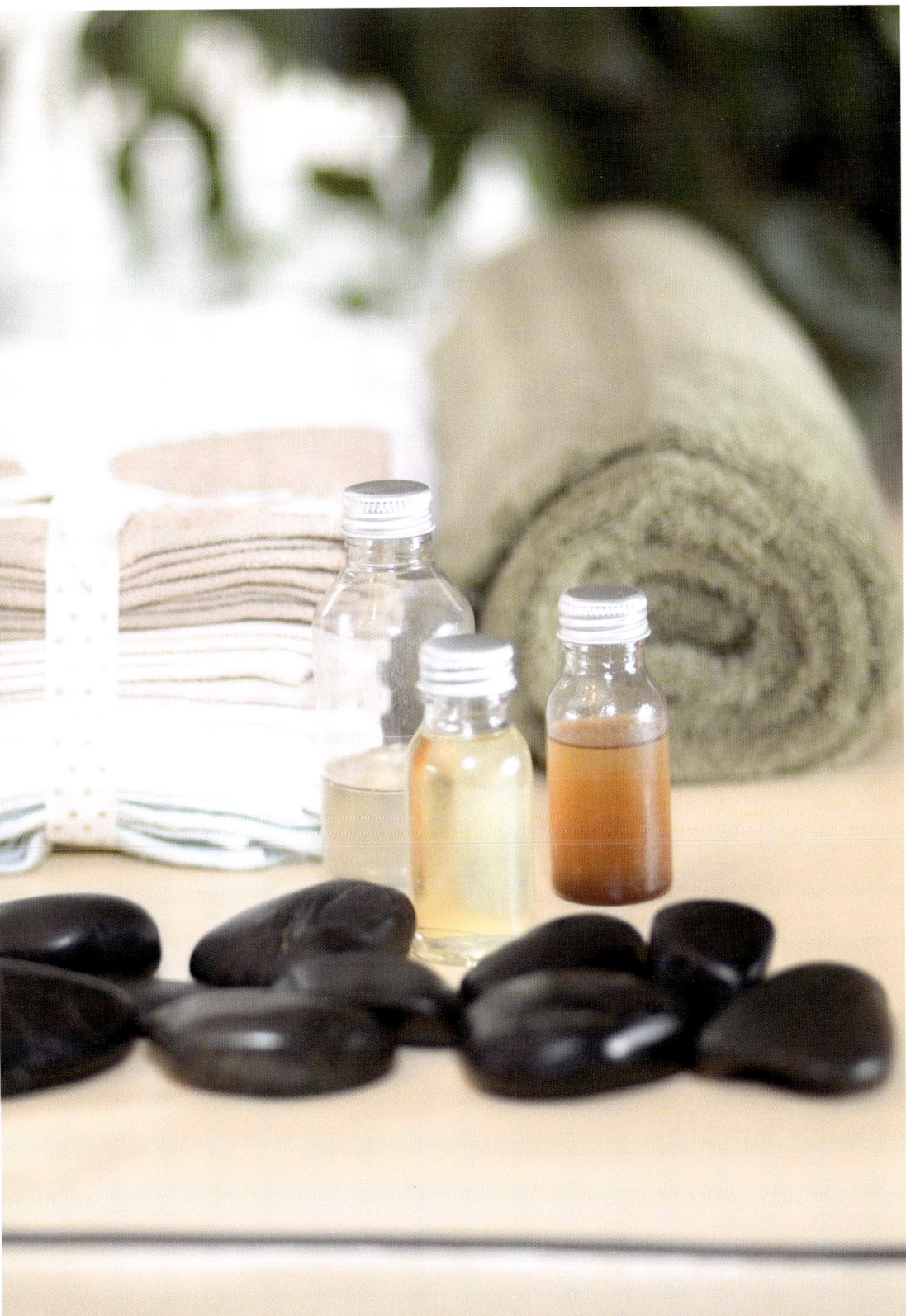

Les contre-indications au massage aux pierres

L'utilisation de pierres chaudes ou froides doit s'accompagner de certaines précautions. En présence des symptômes détaillés ci-dessous, il convient d'éviter cette pratique, que ce soit pour masser ou pour vous faire masser. Abstenez-vous de toute expérimentation, sur vous-même ou sur autrui ! Si vous avez un problème de santé qui ne figure pas dans cette liste, il est préférable de demander conseil à votre médecin.

ARTÉRIOSCLÉROSE	En présence d'artériosclérose ou d'autres maladies des artères des membres inférieurs (comme la claudication intermittente, par exemple), le massage est exclu, de même que les stimuli thermiques.
CANCERS, MALADIE CARDIO-VASCULAIRE, SIDA	Les patients atteints de cancers, de maladies cardio-vasculaires ou du SIDA prendront impérativement un avis médical avant d'envisager tout type de massage.
DÉSORDRE ABDOMINAL	En cas de désordre abdominal non identifié, on évitera de manipuler la zone concernée et de l'exposer à la chaleur ou au froid.
DIABÈTE	Les diabétiques sont très sensibles au massage et aux stimuli thermiques. Ils ne se feront traiter que par des praticiens bien formés.
GROSSESSE	Pas de massage maison pendant la grossesse !
LÉSIONS DERMATOLOGIQUE	Les lésions dermatologiques ne doivent jamais être exposées à des stimuli thermiques, sous peine d'irriter la peau ou d'aggraver d'éventuelles démangeaisons.
MALADIE INFECTIEUSE	On déconseille le massage et l'exposition à la chaleur en cas de maladie infectieuse aiguë, surtout accompagnée de fièvre.
NÉVRODERMITE	Chez les patients atteints de névrodermite, l'exposition des zones affectées à la chaleur, au froid et aux huiles de massage — surtout additionnées d'huiles essentielles — est proscrite.
PLAIES ET CICATRICES	On évitera de masser ou d'exposer à la chaleur des plaies ouvertes et des cicatrices récentes.
PRISE D'ANTICOAGULANT	Les massages sont exclus pour les personnes suivant un traitement anticoagulant, car ils peuvent provoquer chez elles de larges hématomes.
SURPOIDS	En cas de surpoids, il est préférable d'éviter des pressions trop fortes. Pour ne pas solliciter encore davantage le cœur des personnes en surpoids important, on n'appliquera pas de pierre chaude sur la zone du thorax.
TROUBLES RÉNAUX	Les personnes souffrant de troubles rénaux et les patients sous dialyse doivent éviter les massages.
TUMEURS BÉNIGNES	Pour les tumeurs bénignes (lipomes, myomes et fibromes), on évitera de les manipuler, ainsi que la zone qui les entoure.
VARICES	Plus de la moitié de la population souffre de troubles de la circulation veineuse. Les varices ne doivent en aucun cas être exposées à des pressions ou à la chaleur. Consultez un médecin en cas de doute.

Les applications de la thermothérapie

Il se passe beaucoup de choses dans l'organisme lors d'un massage aux pierres chaudes et froides. Les principes physiques de la thermothérapie expliquent une bonne partie des effets bénéfiques obtenus par cette méthode thérapeutique. Il est donc opportun d'acquérir de plus amples connaissances sur le sujet.

Les différentes formes de la thermothérapie

Les thérapies reposant sur l'usage du froid et de la chaleur sont répandues dans toutes les cultures, et ce, depuis des temps immémoriaux. L'humanité a découvert très tôt les bienfaits de la chaleur.

Bains de vapeur

Le bain de vapeur aux pierres brûlantes est sans doute la forme la plus ancienne d'utilisation de la chaleur à des fins thérapeutiques. On faisait chauffer des pierres au feu, on les apportait dans un lieu fermé — tente, caverne ou cabane — puis on les arrosait d'eau. Dans la vapeur qui s'élevait, on prenait un bain de sudation : forme archaïque du sauna ou du hammam, cette méthode est encore utilisée de nos jours.

Boues bienfaisantes

Les anciens Égyptiens déjà, se soignaient avec les boues du Nil. Mais bains chauds et froids, emplâtres et enveloppements de boue sont toujours des pratiques thérapeutiques reconnues de nos jours. On a souvent recours à des cataplasmes de boues minérales chaudes ou froides, sur tout le corps ou sur des zones particulières. Il s'agit en principe de roches sédimentaires qui : soit se présentent naturellement sous forme d'argile, soit sont réduites mécaniquement en poudre avant usage. De nombreuses stations thermales proposent la fangothérapie — de fango : la boue en italien — pour prévenir ou traiter toutes sortes de pathologies

La « hutte de sudation » des Indiens d'Amérique, que nous avons évoquée plus haut, connaît depuis quelques années une certaine popularité jusqu'en Europe. Ces rituels faisaient traditionnellement usage de la chaleur pour procurer du bien-être et restaurer la santé, mais aussi pour purifier l'esprit. Ils servaient donc de préparation à des moments importants de spiritualité.

En station thermale : la balnéothérapie

Outre les éléments minéraux, on utilise également des matières végétales, comme la tourbe par exemple, et certains cataplasmes associent même des composants minéraux et végétaux à des produits dérivés des animaux, comme dans les boues marines. Comme ces substances ne sont disponibles que sur place, on les utilise localement, généralement dans des stations thermales où se pratique la balnéothérapie. Les curistes y profitent des propriétés thérapeutiques de l'eau et du sol, mais aussi des bienfaits de l'air, du climat, et le cas échéant, de la mer ou de l'océan.

Praticable partout : l'hydrothérapie

En revanche, l'hydrothérapie, qui est l'utilisation externe et méthodique de l'eau à des fins thérapeutiques, peut se pratiquer partout. Elle s'inscrit, elle aussi, dans une tradition plusieurs fois séculaire. Ici, c'est l'eau elle-même qui est l'agent déterminant, indépendamment des substances qu'elle contient. La balnéothérapie repose sur l'action combinée des propriétés chimiques de l'eau et de facteurs purement physiques comme la chaleur et la pression. Alors qu'en hydrothérapie, l'accent est mis sur ses propriétés physiques et surtout thermiques. L'hydrothérapie peut donc se comprendre comme une forme de thermothérapie, au sens large. Voilà qui nous ramène vers le massage aux pierres, qui s'appuie lui aussi sur les principes de la thermothérapie.

La géothermothérapie

Il existe de nombreux points communs entre l'hydrothérapie et le massage aux pierres chaudes ou froides, appelé aussi géothermothérapie. Les deux méthodes reposent sur l'action de la chaleur et du froid.

Massage aux pierres et thermorégulation

Pour l'organisme humain, qui s'efforce de maintenir sa température interne à environ 37 °C, le contact de pierres chaudes ou froides lors d'un massage est un élément perturbateur.

Dans le massage *Professional Stone*, que je pratique, le soin commence par l'application de pierres chaudes. Par réaction, les vaisseaux sanguins se dilatent : il se produit un afflux de sang dans la zone chauffée. On voit apparaître une rougeur légère à modérée sur la peau, qui se réchauffe sensiblement. L'effet est relaxant.

Les galets de marbre froid que l'on applique ensuite exercent une stimulation plus forte et représentent donc une agression plus intense du système de thermorégulation. Il faut dire que la différence de température entre les pierres chaudes et froides peut atteindre les 60 °C !

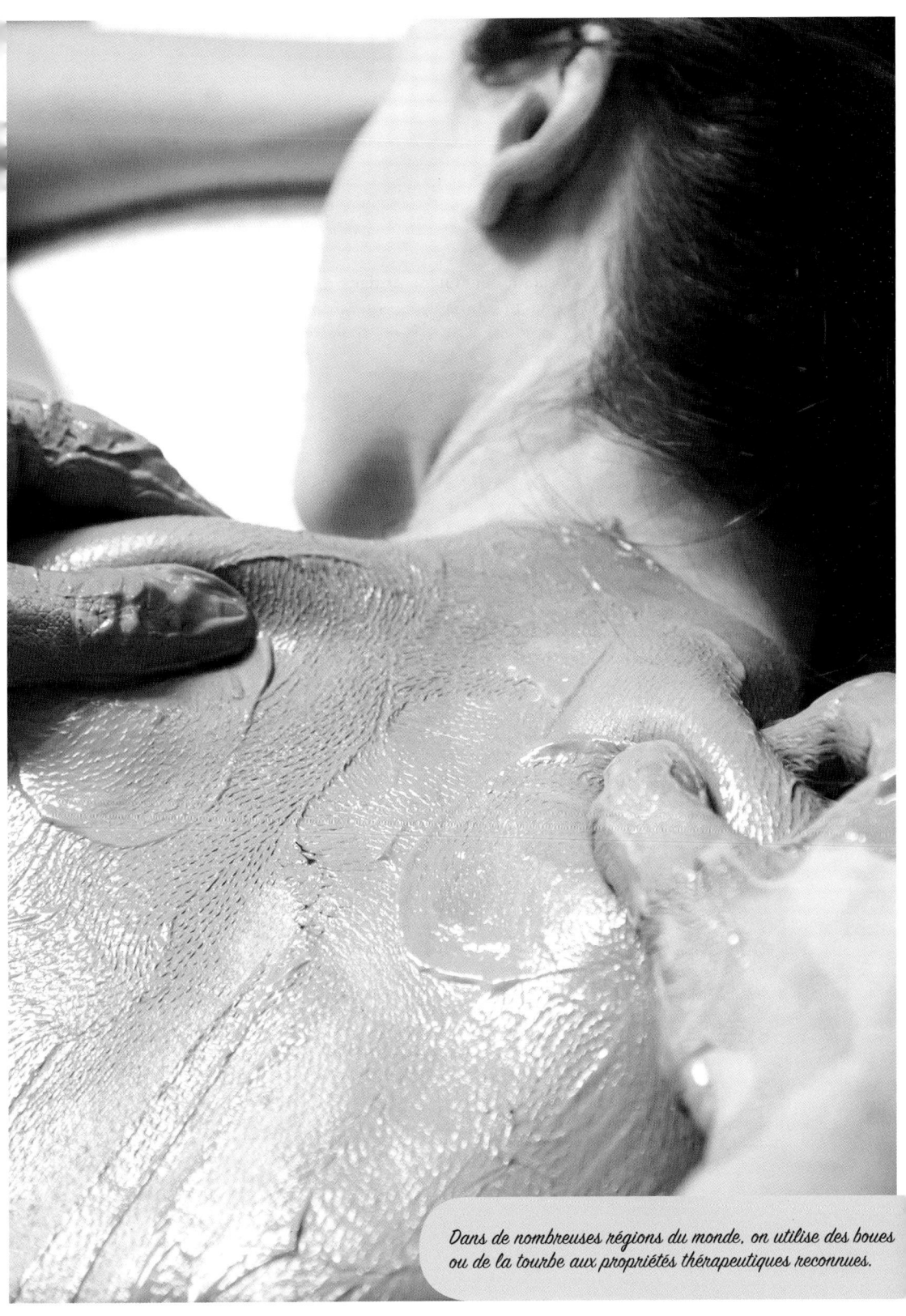

Dans de nombreuses régions du monde, on utilise des boues ou de la tourbe aux propriétés thérapeutiques reconnues.

On s'en doute, un tel contraste de température n'est pas sans effet. En se dilatant sous l'effet de la chaleur, les vaisseaux capillaires provoquent un afflux de sang vers la peau. Au contact des pierres froides appliquées sur la surface du corps, ils se rétractent ensuite brusquement : le sang se retire alors en profondeur, vers les muscles et les organes. Cette alternance renforce les capacités d'adaptation des vaisseaux.

La portée du massage ne se limite pas à l'irrigation sanguine de la surface corporelle et de la musculature. Par un effet réflexe entre la peau et les viscères, les organes internes sont également affectés lorsqu'on stimule la zone cutanée qui leur correspond. C'est peut-être dans ce phénomène qu'il faut chercher l'explication du soulagement que le massage aux pierres chaudes et froides apporte dans les problèmes de santé les plus divers, ainsi que du bien-être généralisé qu'il procure.

Appliqué à bon escient, le froid réchauffe l'organisme par réaction. La succession rapide du chaud et du froid est particulièrement indiquée en cas de contractures musculaires chroniques. En effet, les variations de l'irrigation sanguine — tour à tour activée et freinée — au niveau de la peau influent aussi en profondeur, activant la circulation du sang dans la musculature. Lorsque s'y ajoutent des pressions et de légères percussions effectuées à l'aide de pierres, les effets de vibration produits achèvent de la détendre.

Comment se transmet la chaleur lors d'un massage ?

Choisies pour leur coefficient de conductivité thermique élevé, les pierres transmettent rapidement à la peau leur chaleur, ou inversement, l'en évacuent. L'effet recherché lors d'un massage est le suivant : lorsque la chaleur se propage d'un corps à un autre, le taux de conductivité thermique de chaque matériau joue un rôle déterminant. Comme la peau humaine est beaucoup moins bonne conductrice de chaleur que la pierre, l'énergie thermique apportée au point de contact ne peut pas s'évacuer dans la même mesure : il s'ensuit une accumulation de chaleur. Peau et muscles s'échauffent assez fortement. Qu'on utilise la chaleur ou le froid lors d'un massage, il faut veiller à ne pas dépasser le seuil de tolérance à la température. Des études ont prouvé qu'en deçà de 9 °C et au-delà de 49 °C, la seule sensation éprouvée est la douleur.

Un moyen simple d'atténuer l'échange thermique consiste à interposer entre la pierre et la peau une ou plusieurs couches de tissu : du coton, par exemple, dont la conductivité est faible. Cependant, ceci ne présente un intérêt que pour les pierres sur lesquelles le client s'allonge ou celles que le praticien lui demande de tenir en main.

Bienfaits d'un massage aux pierres chaudes

En raison de ses nombreux bienfaits, déjà largement évoqués dans cet ouvrage, le massage aux pierres attire des personnes affectées de maux très divers. Des travailleurs sédentaires résignés depuis longtemps à leurs raideurs et à leurs douleurs dans la nuque sont soulagés en quelques séances, retrouvant bien-être et souplesse. Les migraineux peuvent enfin souffler et vivre sans médicament et sans coups de marteau dans la tête. Les personnes stressées, toujours « sur les nerfs » apprennent, au contact des pierres, à se détendre et à se laisser aller.

Le massage aux pierres est vivement recommandé en cas de douleurs ou de pincements dans l'appareil locomoteur.

UNE DÉTENTE COMPLÈTE

Une patiente vient me voir sur la recommandation d'une amie. Elle a le début de la trentaine et ce qui me frappe, c'est l'expression tendue et figée de son visage. En s'allongeant sur la table de massage pour un soin du dos, elle m'annonce qu'elle est si chatouilleuse que, jusqu'à présent, aucun masseur n'a pu la soigner car elle ne supporte pas qu'on la touche. Pas très encourageant pour moi ! Tandis que je lui applique de l'huile sur le dos, elle glousse et se tortille comme un ver. Adressant au ciel une supplique muette, je me saisis de la première paire de pierres chaudes qui me tombe sous la main et je commence par des frictions assez appuyées sur les jambes et le dos.

Elle se détend aussitôt et se met à soupirer d'aise. Renonçant à toute manipulation en profondeur, je me contente de lui chauffer le dos — qui est très crispé, ce qui explique les sensations de chatouillis — puis de le rafraîchir à l'aide de galets de marbre. Après quelques séries de frictions alternant le chaud et le froid, je mets un terme au traitement. Je sens bien qu'elle est déçue, mais je me refuse à poursuivre le massage. Lorsqu'elle se lève, je suis surprise de constater à quel point son visage a changé. Elle est souriante et me demande sur-le-champ un autre rendez-vous pour la même semaine. Elle veut retrouver la délicieuse sensation de la détente.

Par la suite, cette jeune femme est devenue une habituée de mon cabinet. Il a fallu beaucoup de travail pour éliminer des tensions accumulées depuis des années, mais pour reprendre ses propres paroles, elle a savouré chaque moment et ressenti chaque étape de la transformation.

La consolation des pierres

Il y a des gens qui viennent chez moi uniquement pour se faire consoler par les pierres. Un jour, une femme arrive au cabinet sans rendez-vous. Elle me prie de la laisser s'asseoir dans un coin et de lui donner une pierre à tenir. Une demi-heure plus tard, j'ai le temps de m'occuper d'elle. Elle n'a pas bougé de sa chaise, elle a toujours la pierre en main et elle est en larmes. En sanglotant, elle me dit que la pierre l'a aidée à y voir clair dans ses sentiments.

Je l'installe sur la table de massage, je lui glisse une pierre dans chaque main et je saisis ses pieds entre mes paumes pour les réchauffer. Elle peut enfin exprimer la souffrance, la déception et la blessure qui l'étouffent depuis des jours. Une fois la crise passée, elle se sent nettement mieux. Elle me rend les pierres, en s'étonnant de leur efficacité. Je l'invite à prendre une tasse de thé.

Je dépose sur ma terrasse les deux pierres qu'elle a tenues entre ses mains. Mais le soir, lorsque je veux les remettre à leur place, avec leurs compagnes, leur contact me répugne. Elles sont trop chargées de souffrance. Je creuse un trou dans ma plate-bande de rosiers, je les y jette et je les recouvre de terre. Quelques jours plus tard, mon berger allemand les déterre et les dépose sur la pelouse.

La praticienne... ou les pierres ?

Un vieux monsieur réserve trois séances de massage dans un hôtel thermal où je travaille. Lors de la première, il m'explique qu'il souffre depuis des années de névralgie cervico-brachiale. Je m'occupe donc en priorité de son épaule douloureuse, que je masse avec des pierres chaudes et froides. Au bout des trois séances, le client déclare qu'il n'a plus mal. Il m'invite à dîner. Moi-même étonnée de la rapidité avec laquelle les pierres ont fait effet, j'accepte sans trop me poser de questions. Quelle n'est pas ma surprise lorsqu'il me tend un énorme bouquet de fleurs et me demande en mariage sur-le-champ, tout à fait sérieusement. Il affirme qu'il est tombé éperdument amoureux de moi. À ce nonagénaire encore très vert, je fais cadeau d'une pierre... car je suis persuadée, pour ma part, que c'est des pierres qui l'ont soigné qu'il est tombé amoureux, et pas de moi.

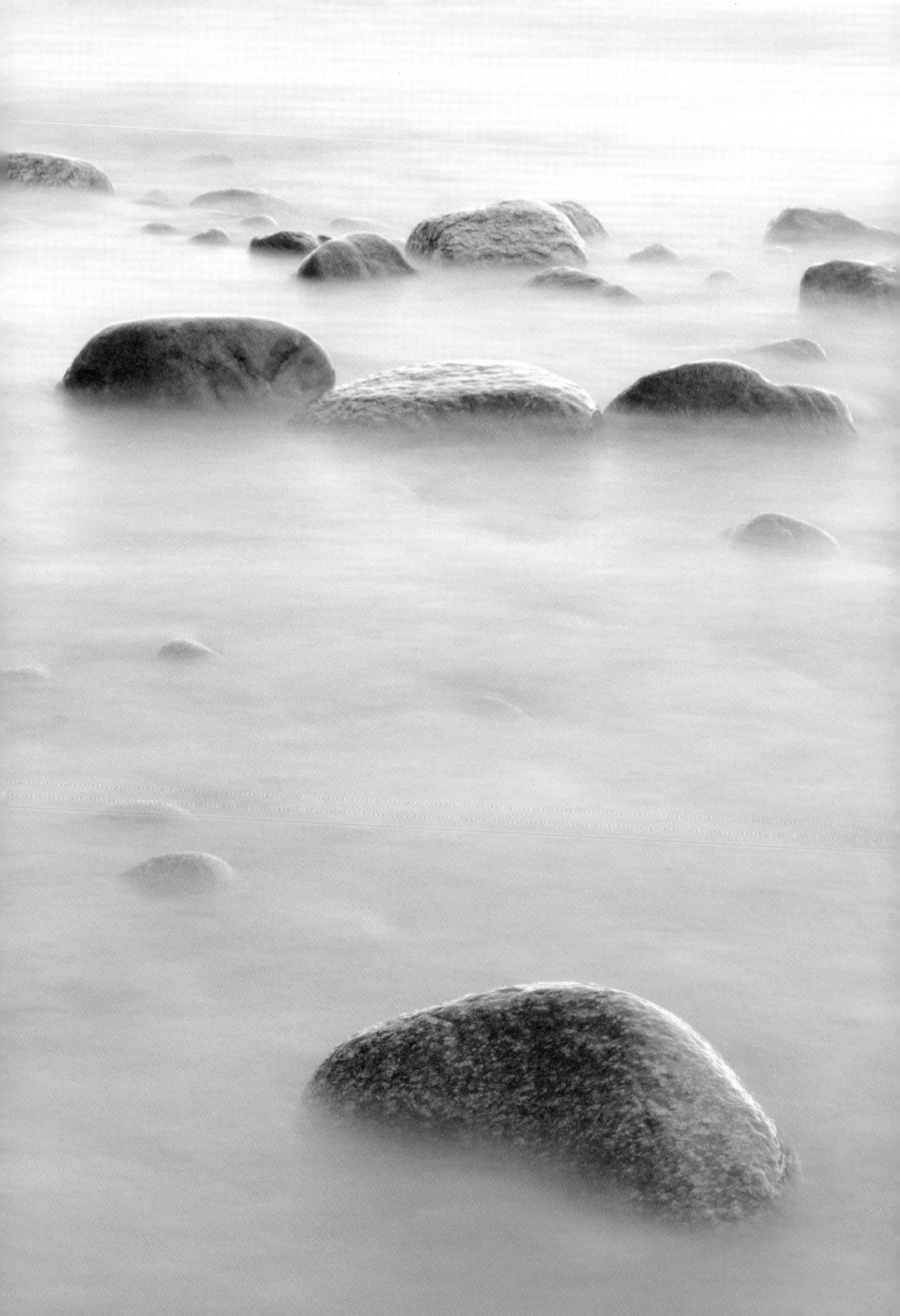

LE MATÉRIEL

Du choix des pierres aux techniques de chauffage, les options sont nombreuses et dépendent de la fréquence de votre pratique.

L'équipement d'un espace de massage professionnel

Évidemment, le milieu de la pièce est occupé par la table de massage sur laquelle vous prendrez place. Elle est, de préférence, équipée d'une têtière amovible, nettement plus confortable pour le massage du dos que les modèles à fente nasale. En effet, le patient passe de longs moments allongé sur le ventre et le visage.

Les accessoires nécessaires à la pratique sont disposés sur une table de travail. Comme ils sont plus nombreux et volumineux pour le massage aux pierres que pour d'autres techniques, il s'agit d'une table solide, capable de supporter un poids d'environ 35 kilos.

ASTUCE : Tout cet équipement n'est pas indispensable pour les non-professionnels qui souhaitent simplement se procurer un peu de bien-être, à eux-mêmes ou à leur entourage. Vous trouverez des indications pour une pratique autonome à partir de la page 45.

Sur la table se trouve :

- **une unité chauffante équipée d'un thermostat**, dans laquelle on réchauffe les galets de basalte ;
- **un thermomètre**, indispensable pour le contrôle de la température programmée ;
- **une écumoire** pour sortir les pierres de massage de leur bain d'eau chaude ;
- **de l'huile de massage dans un récipient résistant à la chaleur** — puisque le praticien l'immergera dans l'unité chauffante pour l'amener à bonne température ;
- **un récipient incassable contenant des glaçons**, où sont mis à refroidir des galets de marbre ;
- **au moins quatre serviettes éponges** : l'une d'elles servant à étouffer le bruit produit par l'unité chauffante, les trois autres à essuyer les pierres ;
- l'essentiel : **les pierres**. Le jeu de base de pierres chaudes comporte 40 galets de basalte. S'y ajoute le jeu de base de 14 galets de marbre.

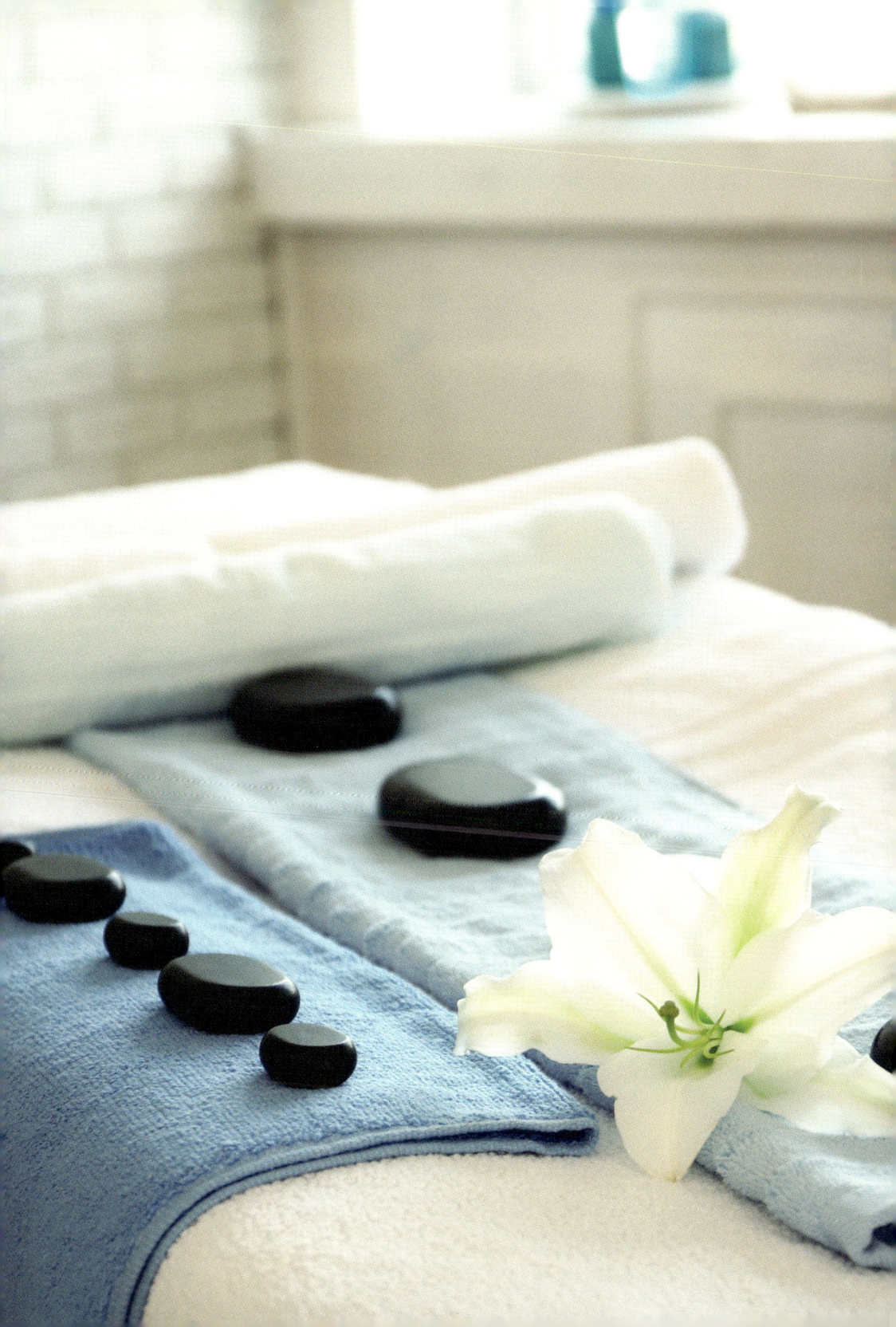

Le nécessaire pour un massage maison

ON TROUVE DES PIERRES PARTOUT !

Quelle meilleure introduction à un massage aux pierres qu'une promenade dans la nature, où elles abondent ? Si votre seul but est de vous procurer de temps en temps un peu de bien-être par l'automassage, il n'est pas indispensable, loin de là, de faire l'achat — relativement onéreux — d'un jeu de pierres dans le commerce. Vous pouvez très bien récolter vous-même vos précieuses alliées sur la berge d'un fleuve, le rivage de la mer ou celui de l'océan. En tout cas, c'est au bord de l'eau que vous aurez le plus de chance de trouver des galets lisses et doux qui glisseront facilement sur la peau.

Pourquoi ne pas faire vos premières expériences de massage aux pierres au cours d'une promenade du dimanche ? Rien de plus simple !

TROUVER LES BONNES PIERRES

Enfoncez-vous dans la nature pour y trouver vos propres pierres ! Vous établirez ainsi avec elles une relation étroite et personnelle. Sans compter qu'il est très agréable de battre la campagne, en phase avec le soleil, le vent ou la pluie et en contact direct et conscient avec la terre. Chaque pierre offre un toucher différent et raconte une autre histoire. Prenez le temps de vous entretenir avec toutes celles qui vous attirent, une à une, écoutez ce qu'elles ont à vous dire, méditez-le. Pour ma part, je demande à chaque pierre si elle est disposée à me suivre, à travailler avec moi et à partager ma vie. Vous ferez des découvertes étonnantes si vous entrez en contact, par la méditation, avec ces créatures.

QU'OFFRIR EN ÉCHANGE ?

Dans la camionnette de John Wertheim, qui récolte pour moi des pierres dans le désert de l'Arizona et sur la côte du Mexique, il y a toujours un sac de graines pour oiseaux. Il en laisse une poignée à chaque fois qu'il prélève une pierre dans la nature. Pour lui, la vie est un échange, une conception qu'il a empruntée aux Indiens d'Amérique. Lorsqu'il reçoit une pierre de Mère Nature, il fait un don en retour en guise de remerciement.

COMMENT CHOISIR SES PIERRES ?

Pour qu'une pierre vous convienne, il suffit qu'elle tienne bien dans la main, qu'elle soit d'un contact doux et lisse et qu'elle vous donne l'impression de bien vouloir venir avec vous. Lavez-la et essayez-la tout de suite sur vous-même, en en caressant vos bras et vos jambes. Que vous en semble ? Le massage vous procurera probablement une sensation très agréable, surtout si la pierre a été chauffée par le soleil.

Il est une règle qui ne souffre aucune exception : plus une pierre est foncée, mieux elle retiendra la chaleur ; plus elle est claire, mieux elle conviendra au rafraîchissement. Avant d'utiliser les pierres dans le cadre d'un massage, vous les tremperez dans l'eau bouillante afin de les nettoyer et de les désinfecter. Certaines éclateront, ne supportant pas la chaleur. Vous rendrez ces pierres à la nature.

Malheureusement, de nombreux cours d'eau de nos contrées sont pollués et leur eau est de mauvaise qualité. Les pierres que vous y trouverez ne seront pas chargées en énergie bénéfique. En revanche, vous recueillerez les effets bienfaisants de celles qui auront baigné dans les eaux claires d'un torrent de montagne ou d'un ruisseau salubre.

ATTENTION ! Les pierres fines supportent souvent mal les détergents agressifs et certaines d'entre elles s'altèrent si on les expose au soleil. J'en ai fait moi-même l'amère expérience : j'avais posé une merveilleuse sélénite au bord de l'étang pour la nuit, puis je l'y avais oubliée. Après deux jours en plein soleil, elle avait perdu son éclat et son aspect translucide. Elle était devenue terne et opaque.

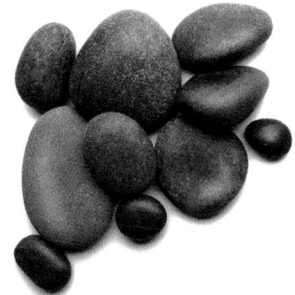
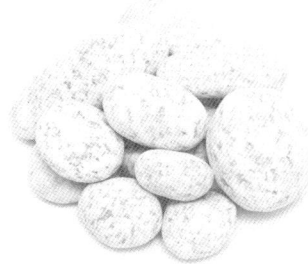

Plus une pierre est foncée, mieux elle retiendra la chaleur.

Plus elle est claire, mieux elle conviendra au rafraîchissement.

Le pouvoir des pierres

par Larrie Tyler von Peipi, un amoureux des pierres

Nous retrouvons des témoignages de l'utilisation de pierres dans les plus anciens textes de médecines traditionnelles. D'ailleurs, dès l'antiquité, les pierres ont été montées en bijoux pour leur beauté, mais également pour leurs vertus thérapeutiques. Voici les propriétés de quelques minéraux cités dans cet ouvrage.

Le basalte

Pierre volcanique, c'est celle qui est communément utilisée pour la fabrication de kit de massage aux pierres chaudes en raison de sa capacité à capter et à redistribuer la chaleur. Notez cependant que l'usage du basalte n'est pas obligatoire. L'essentiel est que vous vous sentiez en harmonie avec vos pierres.

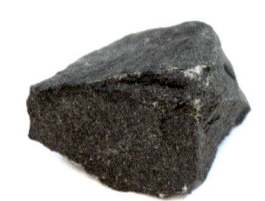

Le marbre

Pierres des rois et des empereurs, son caractère lisse en fait une candidate idéale pour les massages aux pierres froides. Sa composition calcaire lui permet de capter le froid. Le marbre est la pierre du bonheur et de la stabilité.

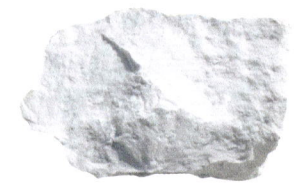

Le jaspe rouge

Composé à 100 % de silicium, le jaspe rouge est réputé excellent pour tout le système circulatoire. C'est également une très bonne pierre d'ancrage, c'est-à-dire qu'elle nous permet de mieux nous enraciner dans l'instant présent et ainsi mieux nous détendre. C'est la pierre du chakra de la racine.

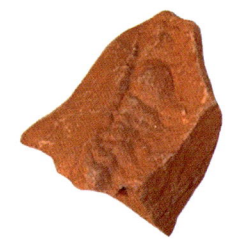

La cornaline

Sa couleur peut aller du rose clair au rouge brun. Pierre féminine par excellence, elle favoriserait la fécondation. Associée au chakra sacré elle soulage les douleurs abdominales et favorise la digestion.

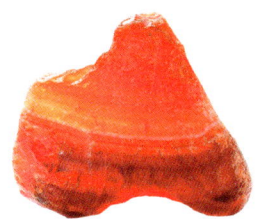

La Citrine

Pierre du bonheur et de la joie de vivre, la citrine apporte énergie et vigueur au corps. Elle est réputée favoriser la digestion et fortifier la concentration et la mémoire. Elle porte en elle la puissance du soleil c'est pourquoi on l'associe au chakra du plexus solaire.

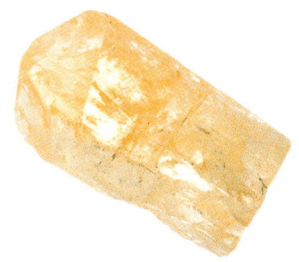

L'aventurine

Pierre du chakra du cœur, elle apporte prospérité et protection. Elle favorise les idées claires et aide à prendre des décisions. Liée au cœur, son action sur les émotions est évidente, elle réduirait la mélancolie et les sentiments de tristesse et de solitude.

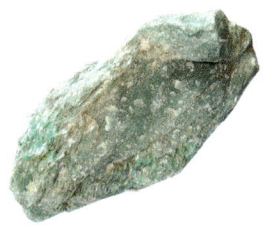

Le lapis-lazuli

Pierre bleue très souvent utilisée dans la bijouterie, le lapis-lazuli est considéré comme la pierre de l'amour et de l'amitié. Il aiderait à apaiser les crampes et les maux de tête et serait très efficace contre les états de nervosité. Posé sur le chakra de la gorge, il aide à prendre conscience de ses refoulements pour ensuite mieux les assimiler.

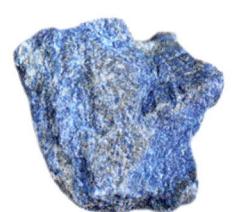

L'améthyste

De couleur violette, elle est le symbole de la sagesse et de la sincérité. L'améthyste a pour principale vertu d'apporter détente et sérénité ce qui en fait une pierre idéale pour les massages et la méditation. Placée sur le chakra du front, elle permet de rééquilibrer les énergies du corps.

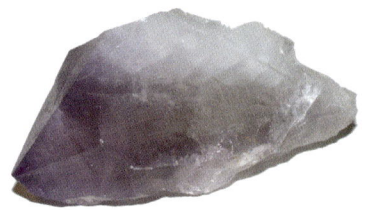

La tourmaline noire

Il existe des tourmalines de toutes les couleurs, mais c'est la tourmaline noire qui est la plus usitée en lithothérapie. Cette pierre est la pierre de la confiance et du courage, très utile pour les personnes stressées et angoissées, car elle dissipe les peurs. Elle activerait également la circulation du sang et renforcerait les muscles.

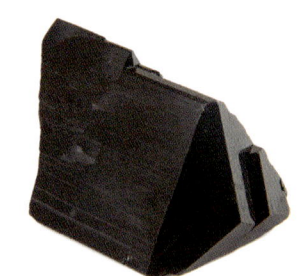

L'aigue-marine

De couleur bleu clair, l'aigue-marine est réputée pour son action sur le cœur et la pression artérielle. Elle serait aussi efficace pour calmer les dermatoses : acné, eczéma, psoriasis...

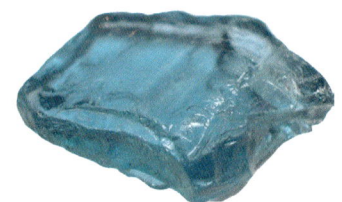

Le quartz rose

Symbole d'amour, de douceur et de tendresse, le quartz rose apporte la paix intérieure et aide à s'ouvrir à la spiritualité, ce qui en fait une pierre idéale pour la méditation. Il vous aidera également à vaincre vos insomnies.

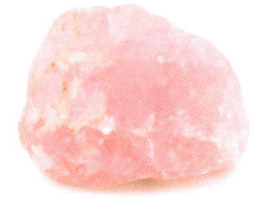

Le jade

Symbole de l'empereur et du pouvoir absolu en Chine, le jade incarne la sagesse et l'harmonie. Il favorise la méditation et est excellent pour contrôler les irritations. La pierre de jade est réputée pour purifier les reins et favoriser l'élimination des déchets.

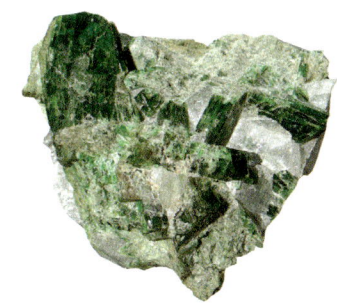

La turquoise

Pierre de vie et de bonne fortune, la turquoise diffuse un rayonnement chaud. Elle sert notamment à traiter les maux de gorge. La turquoise est également associée à la protection des conducteurs. Elle peut changer de couleur à votre contact pour signifier un danger, une maladie.

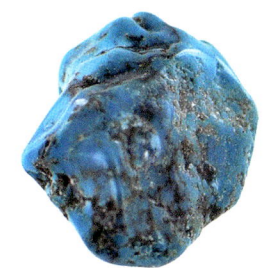

La calcédoine

D'une couleur gris bleu, parfois mauve, la calcédoine est très efficace contre les maux de gorge et les enrouements. Pierre d'une grande douceur, elle apaiserait la colère et consolerait des chagrins.

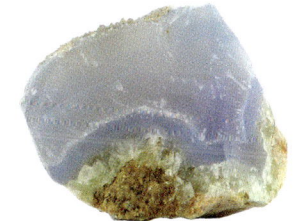

La rhodonite

Pierre très populaire en Russie, où elle est utilisée comme élément décoratif sur de nombreux objets d'art. La rhodonite stimulerait les défenses immunitaires et la circulation sanguine. Elle peut également être efficace contre les piqûres d'insectes.

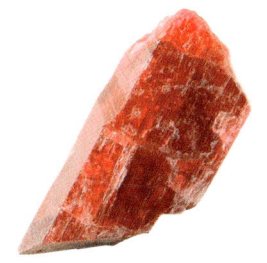

Les pierres

On peut très bien récolter ses pierres soi-même (voir ci-dessus). Mais si vous préférez faire l'acquisition d'un jeu complet de pierres de massage, on en trouve facilement en ligne ou dans les magasins de bien-être.

Vous aurez besoin de pierres chaudes, c'est-à-dire des pierres foncées destinées à être chauffées : quelques-unes pour masser et d'autres à poser sur la table de massage où vous vous allongerez. Comptez 22 pierres en tout : de 10 à 16, selon votre taille, à disposer sous le dos, sur la table, et au moins six pour le massage proprement dit. Choisissez des galets ronds ou ovales, plus ou moins plats, de six centimètres de diamètre en moyenne. Il vous faudra peut-être aussi des « pierres chakra » (voir page 58). Pour le rafraîchissement, quatre pierres suffiront, de format semblable à celui des pierres chaudes. Elles sont plus claires, en général : la plupart des praticiens privilégient le marbre pour cet usage.

Comment réchauffer ou rafraîchir les pierres

Là aussi, inutile de faire l'acquisition de matériel professionnel. Amener les pierres à bonne température, c'est-à-dire à une température supportable et agréable, n'a rien de bien compliqué.

Pour les pierres chaudes

En hiver, il suffit de les poser sur le radiateur. Il faut compter 60 minutes pour chauffer à cœur les plus grosses pierres. On peut aussi déposer les pierres dans un bain d'eau chaude. Mais la prudence est de mise, car la température peut vite

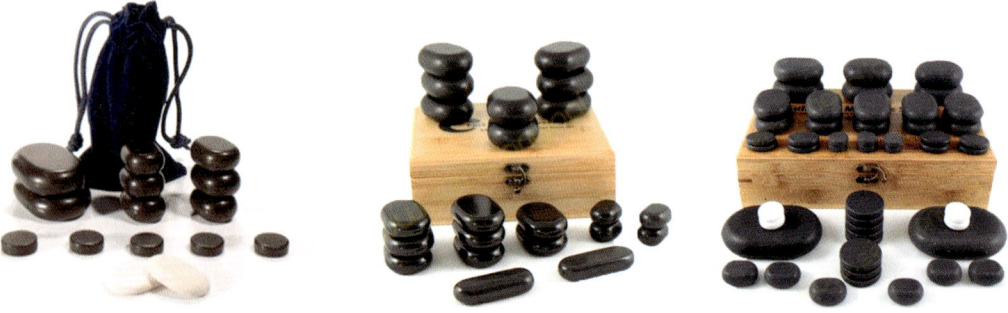

Il existe dans les magasins de bien-être des kits de massage aux pierres chaudes plus ou moins complets : petit (16 pierres), moyen (32 pierres) et grand (64 pierres).

s'avérer excessive. L'eau qui sort du robinet est à 60 °C, en moyenne, ce qui est le maximum dans le massage *Professional Stone*, car il faut mettre en œuvre des techniques bien particulières pour utiliser des pierres aussi chaudes sans brûler la peau. En revanche, si vous laissez quatre à six pierres à température ambiante se réchauffer dans un bain à 60 °C pendant une dizaine de minutes, vous ne risquez plus de vous brûler, car elles auront fait baisser un peu la température de l'eau. Une fois qu'elles ont servi au massage, on remet les pierres à chauffer dans le récipient. Il faut penser à ajouter de l'eau chaude de temps en temps.

Comment chauffer les pierres de massage ?

Pour chauffer les pierres, un plat creux résistant à chaleur ou un faitout pas trop profond feront l'affaire. Il est impératif de poser le récipient sur une surface antidérapante. Remplissez-le d'eau prise au robinet et complétée éventuellement par de l'eau chauffée à la bouilloire. Vérifiez la température, qui doit se situer à 60 °C — maximum — , sinon, rajoutez de l'eau chaude ou froide. Un thermomètre à viande, comme on en trouve dans beaucoup de cuisines, convient parfaitement.

Quand vous déposerez dans le récipient des pierres à température ambiante, celle de l'eau baissera d'environ 15 à 20 °C. Il vous faudra peut-être rajouter de l'eau chaude. Laissez les pierres se réchauffer dans l'eau pendant environ dix minutes.

Avant de commencer le massage, vérifiez avec précautions que le contact des pierres sur la peau est agréable. Outre que la perception de la température varie beaucoup d'une personne à l'autre, le risque de brûlure est ici réel. Si le traitement doit durer assez longtemps — comme pour un massage à deux (voir page 69 et suivantes) — il faudra ajouter de l'eau chaude de temps en temps.

Les pierres froides

Si vous prévoyez d'utiliser des pierres froides, mettez-les à rafraîchir dans le réfrigérateur pendant une demi-heure. Le congélateur, en revanche, est à proscrire, en raison des températures fortement négatives qui y règnent. Les pierres glacées risqueraient même de vous coller à la peau ! Le réfrigérateur est bien suffisant : vous le constaterez vous-même.

On peut trouver beaucoup de plaisir à constituer soi-même un jeu de pierres de massage lors de sorties dans la nature, en promenade ou en vacances.

Le matériel requis

La température de la pièce est agréable et l'éclairage est tamisé. Le lit de massage est prêt, ainsi qu'un grand drap de bain pour recouvrir votre partenaire. Il vous reste à préparer les accessoires suivants :

- des coussins, un polochon ou une couverture roulée pour améliorer le confort de votre partenaire ;
- des pierres chaudes : de 10 à 16 pour les pierres positionnées sous le dos et environ 8 pierres pour masser ou tenir les mains au chaud ;
- un assortiment de 6 « pierres chakra » ;
- 4 pierres froides environ, entreposées au réfrigérateur ;

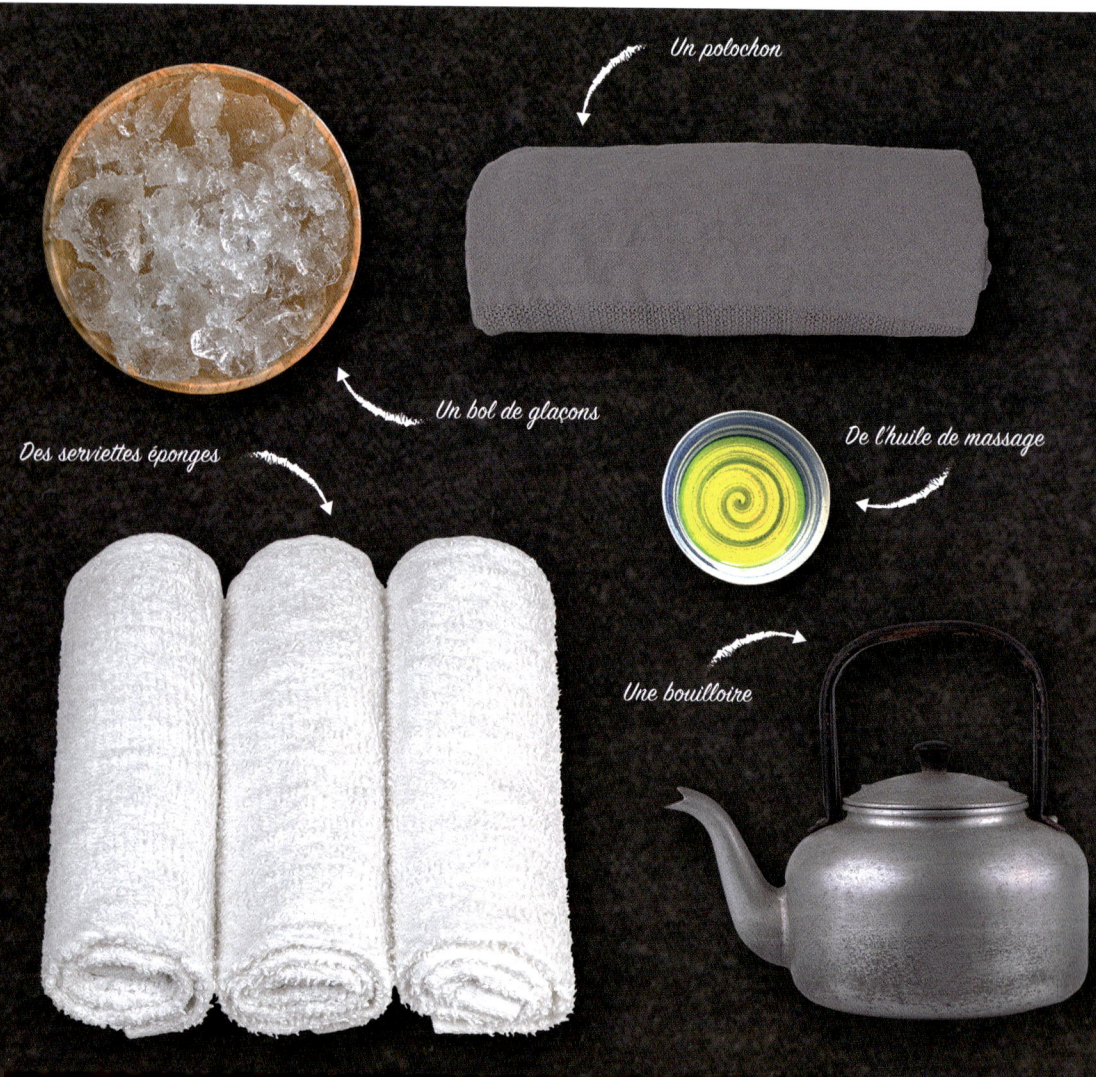

Un polochon

Un bol de glaçons

De l'huile de massage

Des serviettes éponges

Une bouilloire

LE MATÉRIEL

- un récipient contenant de l'eau chaude pour y mettre les pierres à chauffer et dans une bouilloire, de l'eau à ajouter si nécessaire ;
- de l'huile de massage (pour des conseils et des recettes d'huiles de massage aux essences aromatiques, voir page 41) ;
- des serviettes éponges.

Il est primordial que tout le matériel soit prêt avant le début de la séance. Ceci pour éviter au masseur de devoir s'interrompre et pour permettre au massé d'accéder à un véritable relâchement.

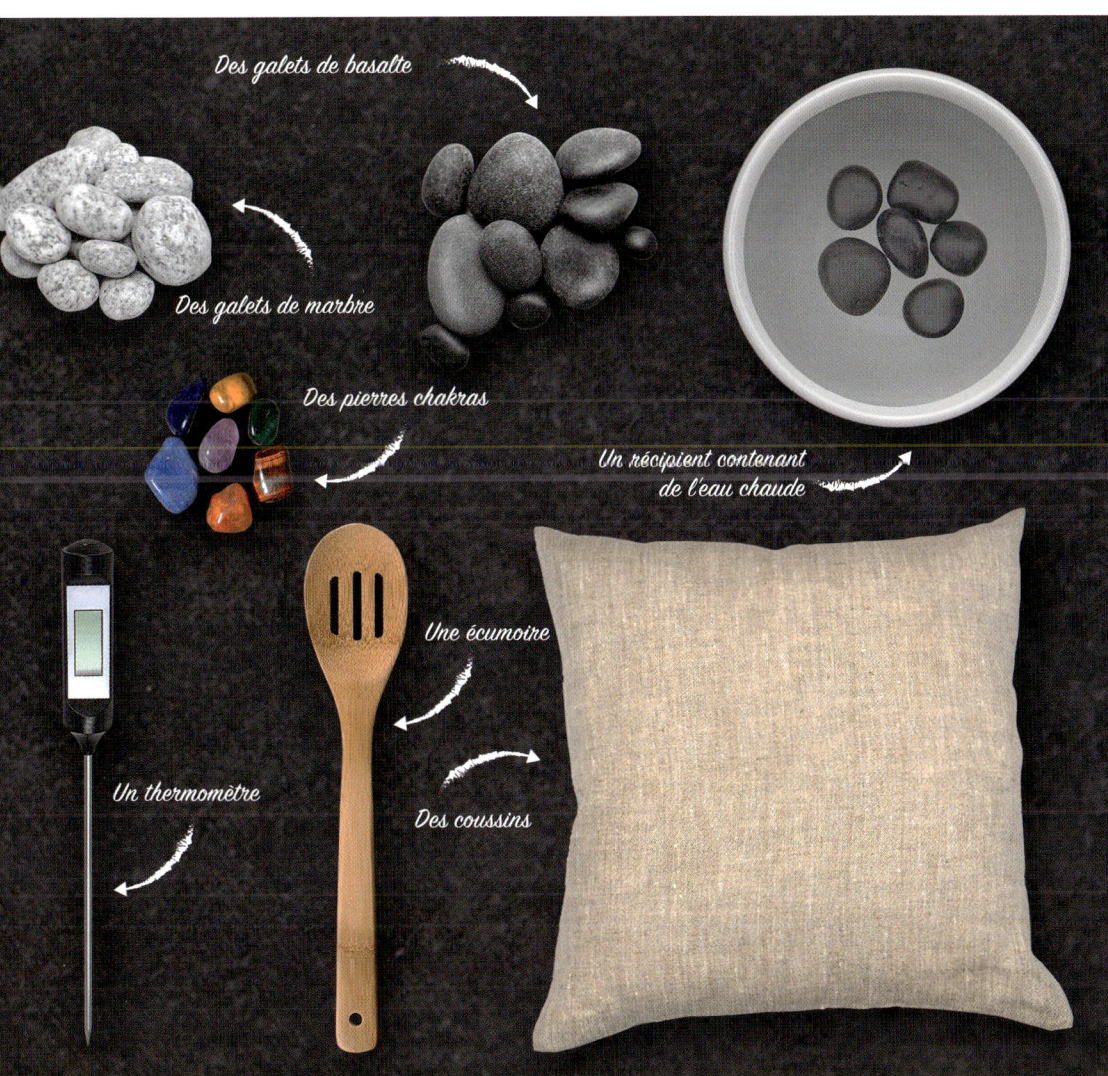

Des galets de basalte

Des galets de marbre

Des pierres chakras

Un récipient contenant de l'eau chaude

Une écumoire

Un thermomètre

Des coussins

Le lit de massage

Rares sont les personnes qui disposent chez elles d'une table de massage. Travailler au sol ne pose aucun problème en principe, mais si cela vous est impossible ou simplement désagréable, installez votre partenaire sur un lit ou un divan.

Si vous choisissez le travail au sol, un matelas de camping recouvert de couvertures apportera suffisamment de moelleux. Même vieux et fatigué, il vous rendra encore de beaux services. Étendez un drap de lit par dessus. Il vous faudra aussi un grand drap de bain. Et luxe suprême, prévoyez des serviettes éponge chaudes !

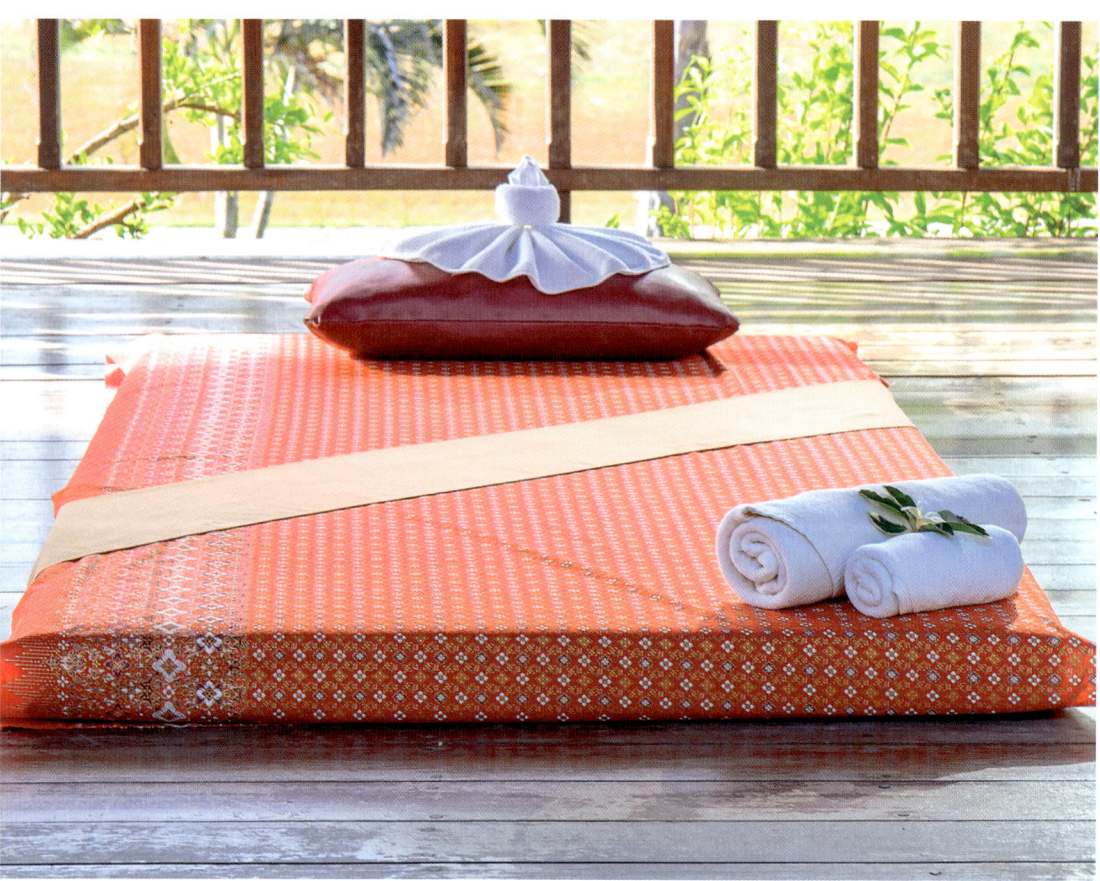

L'huile de massage

L'huile est un élément important dans tous les types de massage. Pour celui qui nous intéresse ici, elle rend le contact de la pierre plus agréable, lui permet de mieux glisser sur la peau et optimise le transfert de chaleur entre pierre et peau. En outre, la couche isolante qu'elle représente réduit la déperdition de chaleur. Vous pouvez acheter de l'huile de massage dans le commerce, mais mélanger soi-même huiles et parfums est assez amusant. Sans compter qu'on minimise ainsi le risque de réactions allergiques. Voici quelques conseils de préparartions et suggestions de recettes.

Des ingrédients de qualité

Les bienfaits des essences aromatiques des plantes sont connus depuis des millénaires. N'hésitez pas à essayer différents parfums pour trouver votre mélange préféré, celui qui vous amènera le mieux à la détente.

Utilisez exclusivement de bonnes huiles de première pression à froid. Comme le produit restera sur votre peau après le massage, vous aurez à cœur de choisir des ingrédients de la meilleure qualité possible. On peut mélanger toutes sortes d'huiles à sa guise. Après quelques expérimentations, vous trouverez bientôt les proportions qui vous conviennent le mieux.

Quant aux huiles essentielles, si elles apportent du parfum — doux ou puissant, vivifiant ou plutôt relaxant — elles ont aussi des effets thérapeutiques, bien connus en aromathérapie.

N'achetez vos huiles essentielles que chez un fabricant ou un revendeur en qui vous avez toute confiance. Là aussi, essayez de vous procurer des produits de qualité, de préférence biologiques.

La prudence est de mise lors du choix des huiles essentielles : il existe toujours un risque de réaction allergique, même en présence de produits purs et naturels.

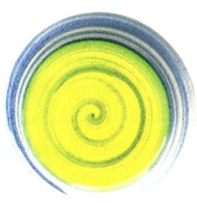

Recettes d'huile de massage

Pour amateurs d'huile d'olive

L'huile d'olive n'a pas que des qualités culinaires ! Elle est également très bénéfique pour la peau. Mais comme sa consistance est un peu épaisse, on a avantage, comme dans cette recette, à l'associer à de l'huile d'amande douce, plus fluide.

Mélanger :
- 30 ml d'huile d'olive,
- 30 ml d'huile d'amande douce,
- 2 gouttes d'huile essentielle d'ylang-ylang.

Mélange d'huile de tournesol et d'avocat

L'huile de tournesol peut également s'utiliser pure. Comme elle est pratiquement sans odeur, elle offre une base idéale pour les huiles essentielles.

Essayez donc le mélange suivant :
- 30 ml d'huile d'avocat,
- 30 ml d'huile de tournesol,
- 2 gouttes d'huile essentielle de mélisse.

Huile de jojoba à la rose

Selon sa composition chimique, ce qu'on appelle l'huile de jojoba est plutôt une cire, à proprement parler, car elle se fige lorsqu'elle est froide. Il s'agit de l'un des meilleurs produits de soin pour la peau. On peut même l'utiliser pour les peaux à problèmes, car elle ne provoque pratiquement jamais de réactions allergiques.

Le mélange suivant convient également comme soin du visage :
- 60 ml d'huile de jojoba,
- 2 gouttes d'huile essentielle de rose

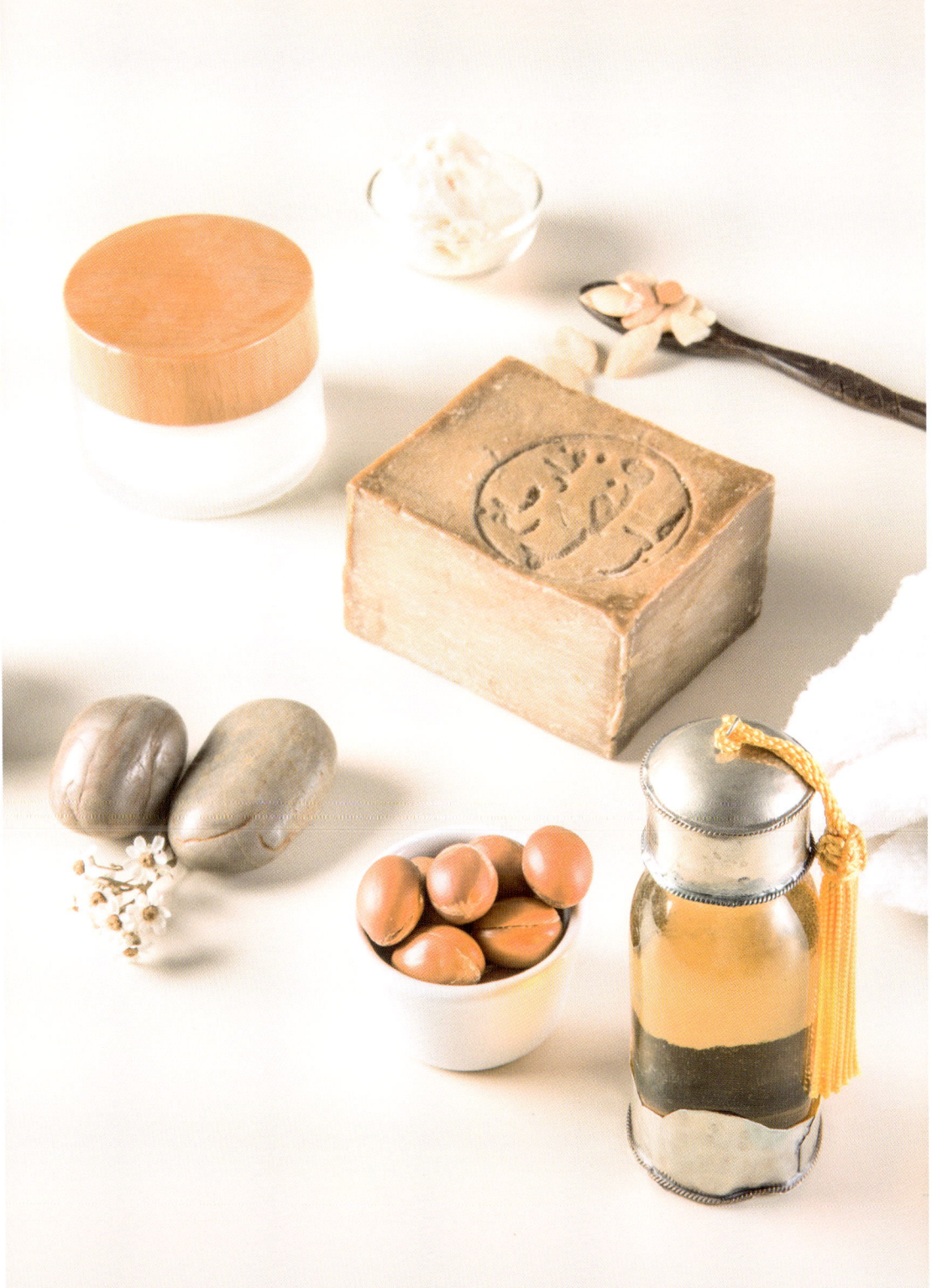

L'AUTOMASSAGE : LE BIEN-ÊTRE PAR LE MASSAGE MAISON

Rien ne remplacera jamais un soin dispensé par un praticien professionnel. Cependant, on peut se prodiguer par le massage, à soi-même ou à son partenaire, des sensations très agréables de bien-être et de détente, pour peu qu'on s'en remette aux pierres. Ce chapitre vous apportera des indications très complètes dans ce domaine.

Un spa à ciel ouvert

C'est sans doute la nature qui offre le plus beau cadre pour un automassage, qu'il s'agisse du bord d'un lac ou d'une rivière, d'une forêt ou simplement d'un coin de jardin. Par une chaude journée d'été, des pierres exposées au soleil auront atteint en quelques minutes la bonne température pour le massage. Quant aux pierres à rafraîchir, il suffit de les poser dans l'eau. Et si d'aventure, un peu de sable adhère aux galets, vous vous offrirez en plus une séance de peeling !

D'innombrables possibilités

Un peu de fraîcheur en randonnée

Vous faites une pause au bord d'un ruisseau ou lors d'une randonnée d'été en montagne ? Profitez-en pour vous rafraîchir agréablement. Sortez de l'eau froide deux galets bien lisses, gardez-les un moment dans le creux de vos mains et goûtez leur fraîcheur. Puis prenez une autre pierre froide et effleurez-en vos bras, vos jambes et vos pieds. Toute sensation de fatigue s'envolera.

Un massage aux pierres après la baignade

Après un bain rafraîchissant dans une rivière ou un lac de montagne, vous n'aurez pas à chercher bien loin pour vous dorloter un peu. En effet, il vous suffira de tendre la main pour trouver des galets parfaits pour le massage. Pour qu'ils glissent facilement sur la peau, n'oubliez pas de les enduire d'huile. Votre produit solaire fera l'affaire.

Des galets brûlants chauffés au soleil

Par une belle journée d'été, les galets foncés deviennent si chauds au soleil qu'on peut à peine les toucher. Prudence, donc ! Pour ne pas vous brûler, tâtez d'abord la pierre de votre choix puis appliquez-la fermement sur la peau et faites-la glisser sur le corps. En massage, ce geste s'appelle l'effleurage. Vous pouvez vous masser ainsi les bras, les jambes et même le visage. Adaptez la pression en fonction de la sensation recherchée.

Il est possible de poursuivre par un massage plus profond en effectuant de petits mouvements circulaires à l'aide de l'arête ou de la pointe émoussée d'une pierre. Demandez l'aide d'un ami pour vous masser le dos.

L'eau, source de fraîcheur

Pour avoir des pierres fraîches à disposition à tout moment, il suffit d'en déposer quelques-unes dans l'eau en temps utile. Il faut savoir que les thermorécepteurs pour la chaleur et pour le froid ne sont pas répartis sur la peau de manière uniforme. Selon l'endroit où on les applique, les pierres froides peuvent provoquer une sensation plutôt désagréable. C'est le cas dans les zones où la densité de thermorécepteurs est élevée : la région lombaire, le ventre et la face interne des membres. En appliquant la pierre froide sur une expiration, on peut rendre le contact plus agréable. Faites en vous-même l'expérience !

Un plaisir à la portée de tous

Si vous profitez d'un pique-nique, d'une randonnée ou d'une baignade à plusieurs pour vous masser réciproquement, les préférences de chacun deviendront bien vite apparentes. Se prenant au jeu, les participants se mettront aussitôt à échanger conseils et suggestions sur les mille et une manières de se faire du bien. Lorsque je masse mon mari ou mes amis dans la nature, il se trouve toujours des spectateurs qui demandent à en profiter eux aussi. Faites donc attention à ce que le plaisir ne devienne pas un pensum !

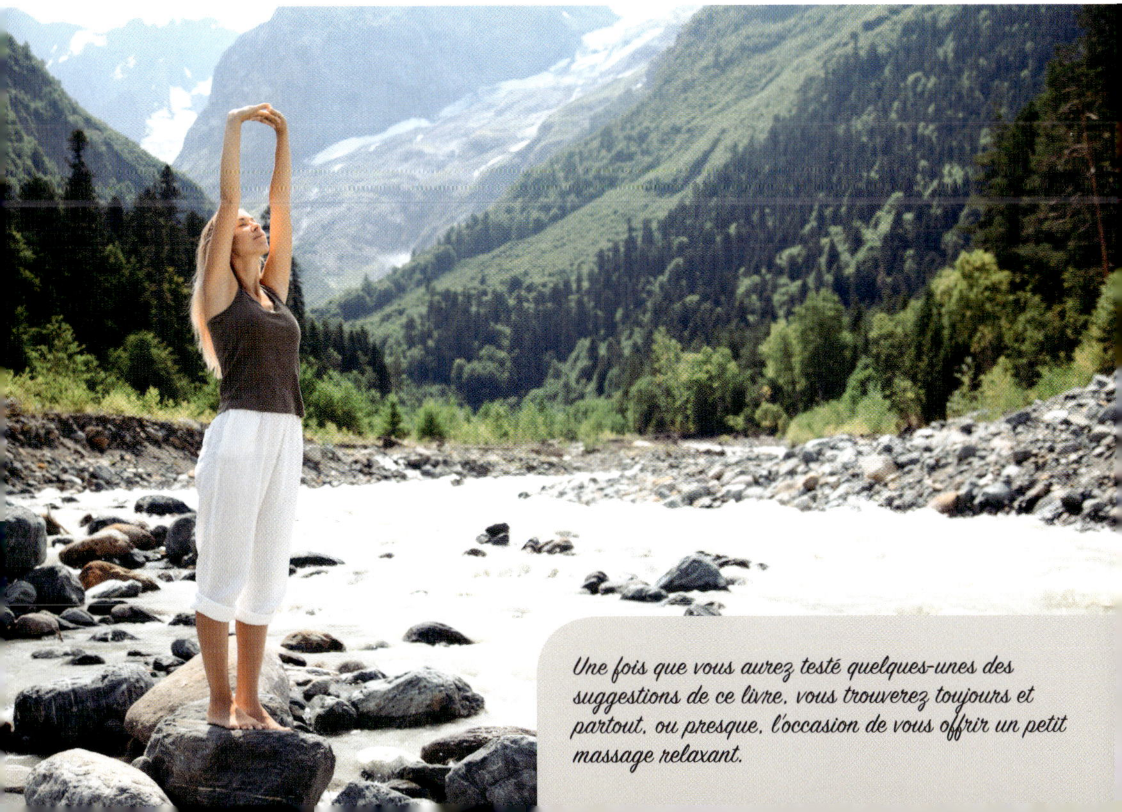

Une fois que vous aurez testé quelques-unes des suggestions de ce livre, vous trouverez toujours et partout, ou presque, l'occasion de vous offrir un petit massage relaxant.

Automassage des mains

Comme il ne présente aucune difficulté, le massage des mains est une entrée en matière idéale. Vous aurez besoin, pour chaque main, de deux à quatre pierres chaudes et d'une pierre froide.

Un peeling, pour commencer ?

Un peeling suivi d'un massage constitue un soin des mains complet.

1. Pour le peeling, mélangez une cuillerée à café d'huile et une cuillerée à café de sel. Répartissez cette préparation sur vos mains.
2. Frottez-vous ensuite les mains, comme pour les laver, aussi longtemps que la sensation reste agréable.
3. Rincez-vous abondamment à l'eau chaude. Pour finir, enduisez vos mains de quelques gouttes d'huile.

Le massage

4. Commencez par échauffer la paume d'une main en la massant avec une pierre chaude tenue dans l'autre main. Pour détendre les petits muscles des mains, effectuez des mouvements circulaires, en appuyant. Vous repérerez bien vite ce qui vous apporte des sensations agréables.
5. Prenez une autre pierre pour masser doucement le dos de la main, puis chaque doigt. Attardez-vous aussi longtemps que vous le souhaitez. Changez de pierre si celle que vous utilisez ne vous semble plus assez chaude.
6. Ensuite, placez une pierre froide au creux de la main que vous venez de masser et gardez-la aussi longtemps que cela vous est agréable. Lorsque la peau rougira, c'est que le but recherché sera atteint.
7. Procédez de même pour l'autre main.

ASTUCE : Si vos doigts ou les articulations de vos mains sont douloureux ou enflammés, il est préférable d'utiliser des pierres froides.

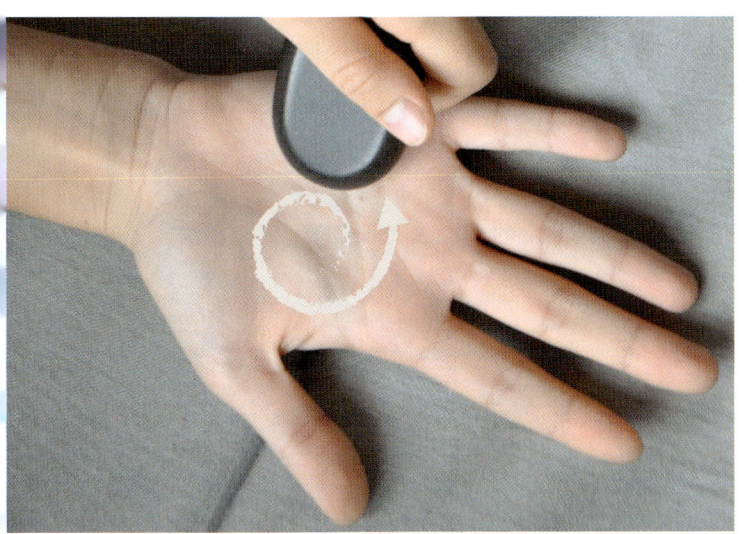

④ Pour détendre les petits muscles des mains, effectuez des mouvements circulaires, en appuyant.

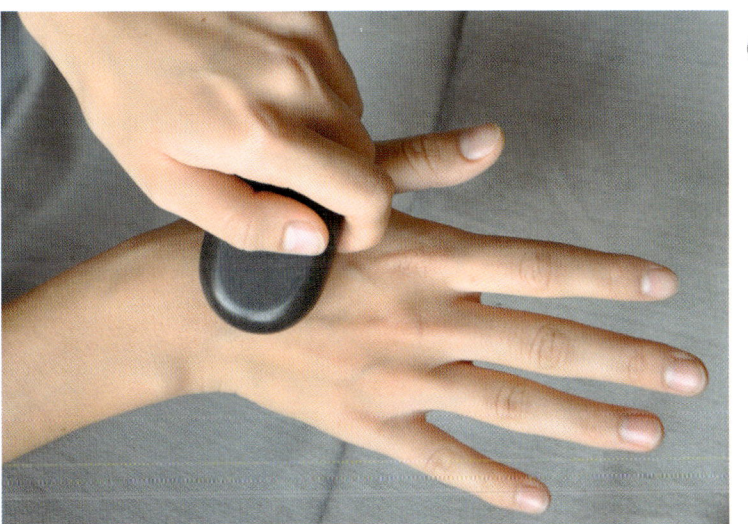

⑤ Prenez une autre pierre chaude pour masser doucement le dos de la main.

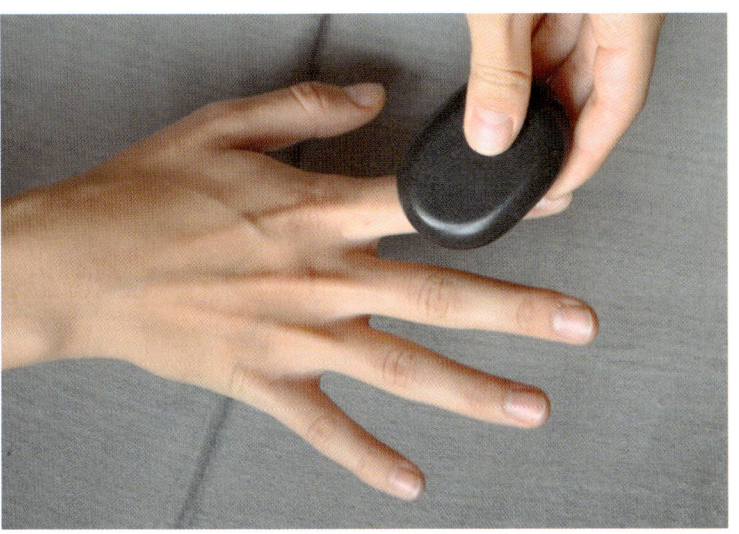

⑤ Massez ensuite chaque doigt.

Un lit de pierres pour le dos

Lorsque vous serez allongés sur un lit de pierres chaudes, vous n'en reviendrez pas de trouver votre couche aussi douce et aussi confortable ! Selon la taille de votre dos, comptez de 10 à 16 galets plats.

LA PRÉPARATION

1 Posez les pierres sur le radiateur environ une heure avant le soin ou mettez-les dans un récipient et ajoutez de l'eau à 60 °C. Recouvrez le tout d'une serviette éponge pour conserver la chaleur. Les pierres seront chauffées à cœur en cinq minutes environ.

2 Sortez les pierres de l'eau à l'aide d'une écumoire et posez-les sur une serviette éponge en les disposant comme sur la photo. Recouvrez-les d'un ou deux torchons à vaisselle.

QUEL BONHEUR !

3 Asseyez-vous sur la table puis allongez-vous sur les pierres préparées. Assurez-vous qu'elles n'appuient ni sur la colonne vertébrale, ni sur les os du bassin, ni sur les omoplates.

4 Il ne vous reste plus qu'à savourer ce moment de détente. Laissez vos pensées s'envoler, commencez à rêver. Si vous avez installé les pierres dans votre lit le soir au coucher, vous allez probablement vous endormir. Plus tard dans la nuit, poussez-les simplement de côté si elles vous dérangent.

ASTUCE : Si vous prévoyez de vous masser ensuite, pensez à mettre les pierres de massage à chauffer dans le récipient, à la place de celles que vous avez posées sur la table. Ajoutez éventuellement de l'eau chaude. Les pierres de massage atteindront la bonne température pendant que vous serez allongée sur le lit de pierres.

Terminer la journée en s'étendant sur un lit de pierres pour se détendre, savourer l'instant et s'endormir paisiblement : une belle manière de mettre à distance le quotidien et ses tracas.

① Posez les pierres sur le radiateur environ une heure avant le soin.

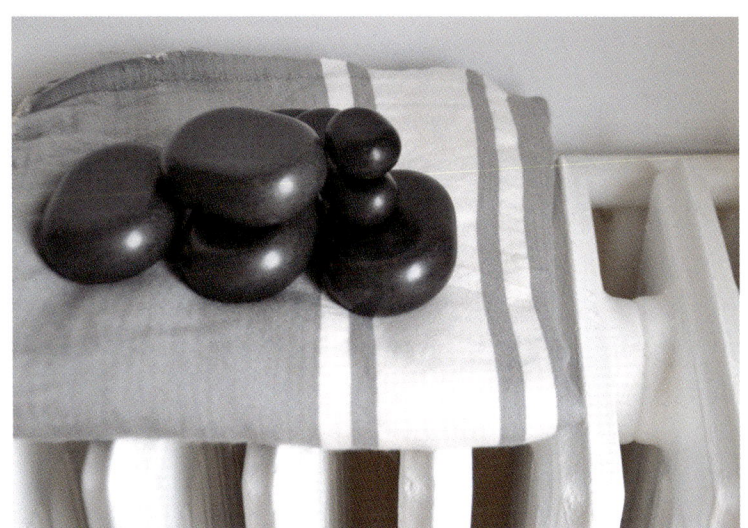

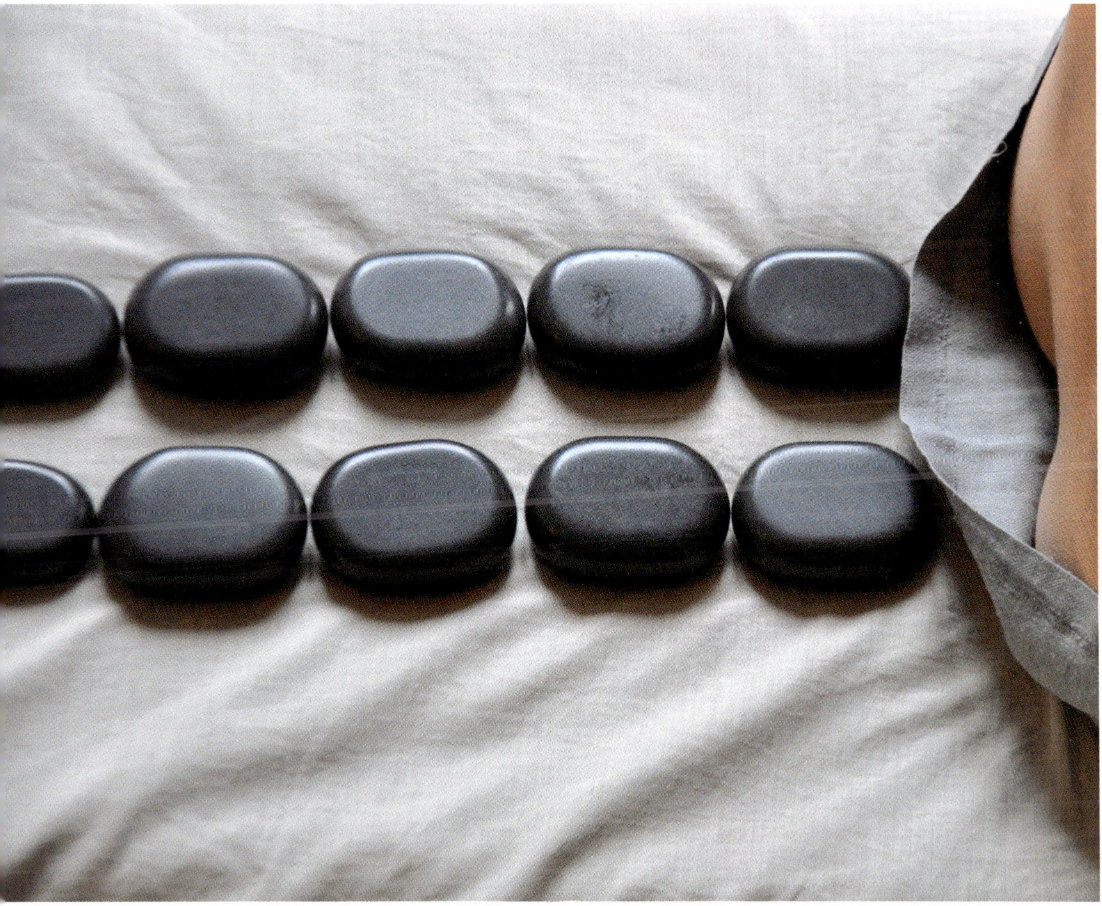

② et ③ Posez-les pierres sur une serviette éponge en les disposant comme sur la photo puis allongez-vous sur les pierres préparées.

Automassage de beauté pour le visage

De temps en temps, accordez-vous une heure pour choyer votre visage. Dès que l'envie vous en prend, vous pouvez vous offrir, à domicile, un programme personnalisé de soins de beauté. Après un soin complet du visage, vous vous sentirez aussi bien qu'au retour d'un week-end en thalasso !

Assurez-vous de ne pas être dérangé. Mettez un CD de musique douce et réduisez l'éclairage au maximum. Si vous aimez les bougies, allumez-en quelques-unes. Préparez tout ce dont vous aurez besoin puis installez-vous dans votre fauteuil favori et prenez soin de vous !

Le matériel nécessaire

En plus des pierres, vos précieuses alliées, vous aurez besoin du matériel suivant :

- un bol d'eau chaude ;
- deux petites éponges pour le visage ;
- plusieurs serviettes éponges ;
- un récipient plein d'eau à 60 °C, contenant six pierres ;
- trois pierres froides sorties du réfrigérateur,
- de l'huile de jojoba.

Première étape : le nettoyage

1. Commencez par appliquer un lait démaquillant doux sur le visage, le cou et le décolleté.
2. Retirez-le ensuite soigneusement à l'aide des éponges humides.
3. Si vous le souhaitez, c'est le moment de procéder à un peeling. Après un massage léger, ôtez le produit gommant avec les éponges.

PRUDENCE EN CAS DE COUPEROSE : Si vous souffrez de couperose, n'appliquez pas de pression sur les zones affectées. Évitez les pierres chaudes comme les pierres trop froides.

L'automassage aux pierres pour le visage

④ Après le nettoyage éventuellement suivi d'un peeling, appliquez généreusement de l'huile de jojoba sur le visage, le cou et le décolleté.

⑤ Sortez de l'eau deux pierres chauffées. Essuyez-les et commencez à vous masser le visage par de lents mouvements circulaires, en appliquant une pression modérée. Partez du menton, puis passez sur les joues, autour des yeux et jusqu'au front. Le visage se masse toujours avec délicatesse. Vous trouverez bien vite le degré de pression qui vous est agréable dans chaque zone.

⑤ Si les pierres vous semblent trop chaudes, patientez une minute ou rafraîchissez-les en les passant plusieurs fois sur vos avant-bras.

⑥ Répétez la procédure autant de fois que cela vous est agréable, avec de nouvelles pierres.

⑦ À présent, passez doucement sur tout le visage à l'aide de deux pierres froides. Le sang viendra irriguer votre peau et vous en sentirez immédiatement l'effet vivifiant.

⑧ Pour terminer, prenez une pierre chaude et une pierre froide. Faites-les glisser sur votre visage, l'une après l'autre — la pierre chaude devant, la froide juste derrière.

L'après-massage

⑨ Pendant le massage, la peau aura absorbé pratiquement toute l'huile de jojoba. Vous pouvez maintenant étaler sur votre visage un masque de votre choix. Laissez-le en place le temps indiqué par le fabricant puis retirez-le à l'eau claire. Terminez par l'application d'une bonne crème hydratante.

⑩ Après ce programme de soins, vous vous sentirez comme neuf, la peau bien irriguée et bien nourrie. Pour finir, buvez un grand verre d'eau.

Maintenant que vous connaissez plusieurs méthodes utilisant les pierres pour favoriser la détente, la santé et la beauté, continuez à faire des essais au gré de votre inspiration !

ASTUCE : Un véritable soin de bien-être s'adresse à tous les sens et ne s'expédie pas à la va-vite. Prenez donc tout le temps qu'il vous faut !

❺ *Commencez à vous masser le visage par de lents mouvements circulaires, en appliquant une pression modérée.*

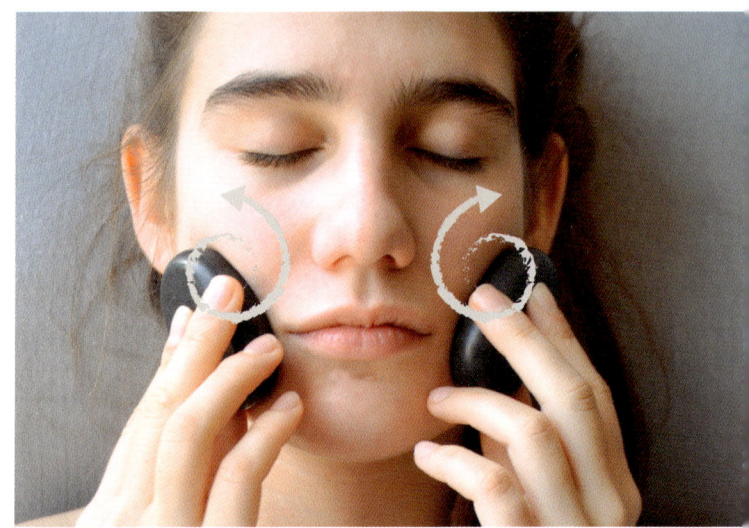

❺ *Partez du menton, puis passez sur les joues…*

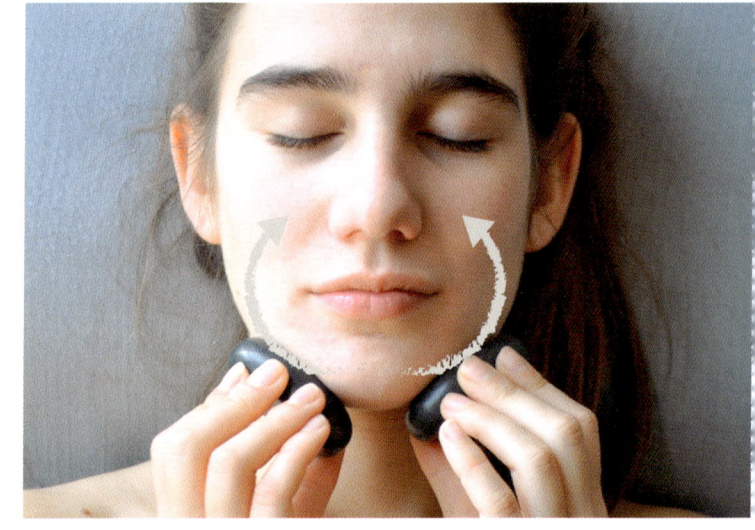

❺ *… autour des yeux…*

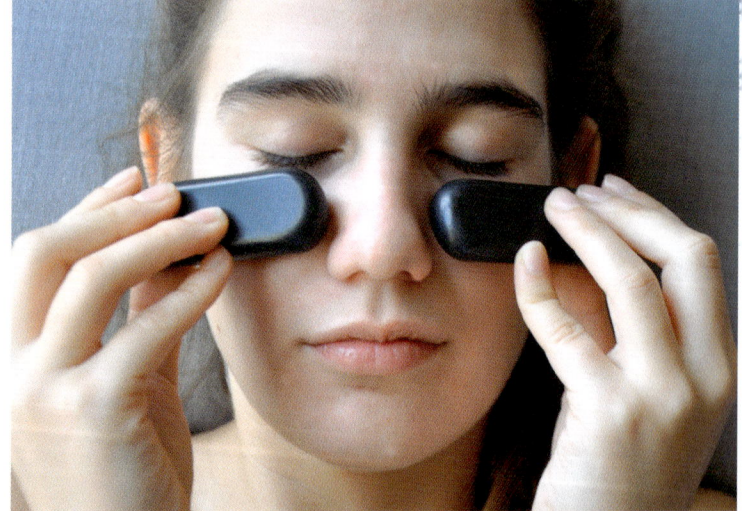

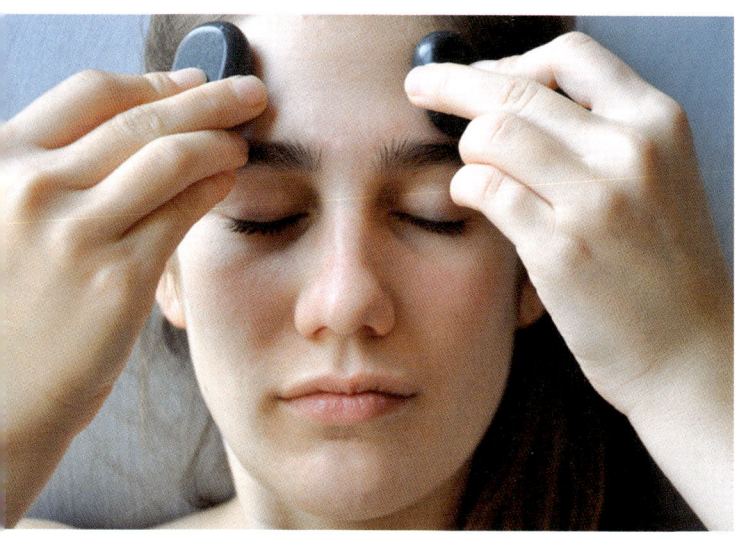

5 ...et jusqu'au front.

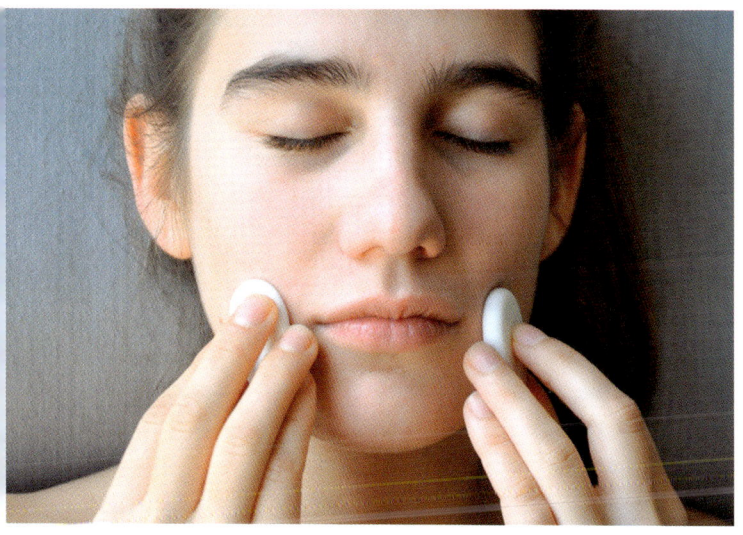

7 Passez doucement sur tout le visage à l'aide de deux pierres froides.

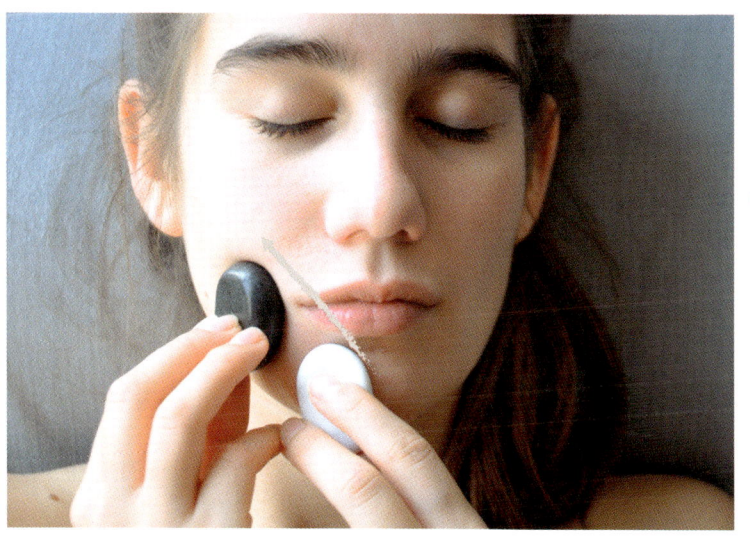

8 Pour terminer, prenez une pierre chaude et une pierre froide. Faites-les glisser sur votre visage, l'une après l'autre – la pierre chaude devant, la froide juste derrière.

Soins du visage aux pierres : Petits moments de bien-être

Même si de prime abord, il peut sembler surprenant d'appliquer des pierres sur le visage, ce type de soin s'avère souvent très bénéfique. Dans le cadre d'un massage maison, cependant, on utilisera surtout des pierres froides. Essayez l'un ou l'autre des soins proposés ci-dessous : sans prendre beaucoup de temps, ils produisent des effets appréciables.

Besoin d'un coup de fouet ?

1. Le matin, après vous être nettoyé le visage, massez-le à l'aide de deux à quatre pierres froides. L'effet stimulant sera immédiat et vous constaterez que votre peau se colore de rose. L'afflux de sang n'irrigue pas que la peau : il parvient aussi au cerveau.

Boutons d'acné

2. Dès qu'apparaît un bouton, posez dessus une pierre froide : cela suffit souvent à le faire disparaître. Les pierres froides sont efficaces pour réduire l'inflammation en cas de crise d'acné. Appliquez-les simplement sur les zones affectées.

Après une intervention médicale

3. Après une intervention médicale — injection de Botox ou de collagène, par exemple —, l'application de pierres froides a un effet apaisant et favorise la guérison.

Un regard frais et reposé

1. Vos yeux ont l'air fatigués ? Deux petites pierres froides suffiront pour détendre toute la zone oculaire.
2. Massez doucement le pourtour des yeux par un mouvement circulaire : partez de la racine du sourcil, longez le sourcil puis passez sous l'œil pour revenir au point de départ.
3. Retournez les pierres après chaque rotation et dès vous les sentirez tiédir, remplacez-les par des pierres réfrigérées.

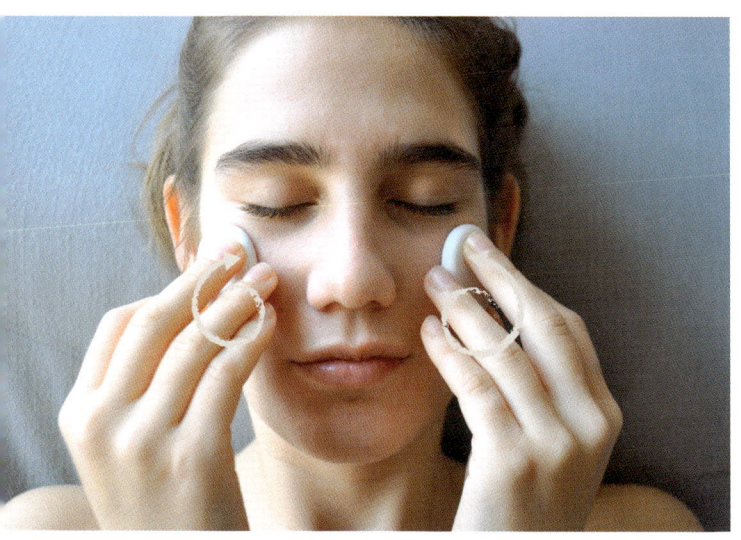

① Commencez par vous masser les joues en les effleurant d'un mouvement circulaire.

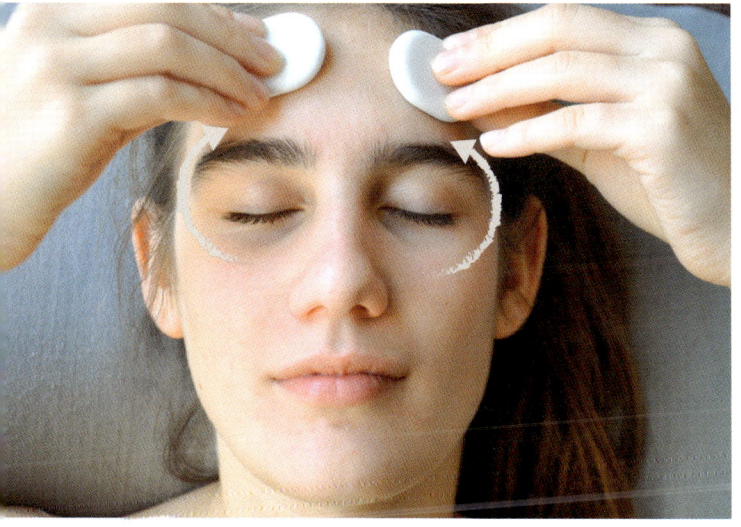

① Remontez le long du visage jusqu'au front.

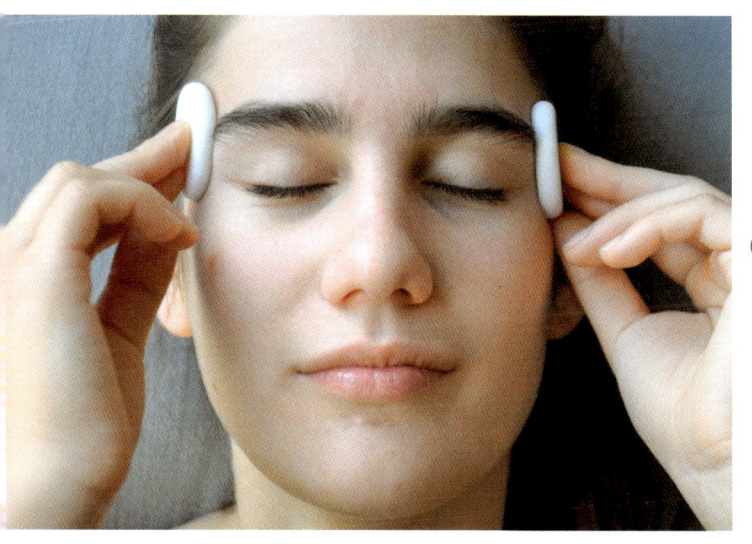

① Terminez en vous massant les tempes : effet coup de fouet garantie !

Les « pierres chakra »

Pour une belle expérience, une fois allongée sur le lit de galets, on dispose sur soi ce qu'on appelle des « pierres chakra », qui ont le don de rétablir l'harmonie dans tout l'organisme. On peut aussi les utiliser comme pierres de massage ou simplement les apprécier pour elles-mêmes.

Les chakras

Chakra est un terme dérivé du sanskrit, qui signifie « roue » ou « tourbillon ». Il ne s'agit pas de points précis sur le plan anatomique, mais plutôt de tourbillons d'énergie situés le long de l'axe médian du corps. Les différents chakras influent sur les fonctions organiques, la circulation sanguine et l'activité hormonale, mais aussi sur les émotions et les pensées. Selon les enseignements du yoga, ils transforment le prâna, l'énergie vitale cosmique, qui circule dans toute vie, et donc aussi dans le corps humain.

On attribue traditionnellement à chaque chakra une forme, un mantra, un élément et une divinité qui déterminent la fréquence vibratoire de l'énergie vitale dans chaque centre d'énergie. Pour y disposer des pierres, ce sont les six premiers chakras qui nous intéressent. Vous en trouverez la présentation dans les pages qui suivent.

Comment utiliser les « pierres chakra »

Dans un souci d'harmonie, on conseille généralement d'utiliser toutes les pierres et de couvrir tous les chakras. Cependant, vous pouvez aussi déposer des pierres uniquement sur les centres d'énergie qui vous semblent avoir besoin de force, de chaleur, de froid, ou tout simplement de soutien.

> **ASTUCE :** Qu'elles soient modernes ou traditionnelles, il existe de nombreuses méthodes destinées à activer et à harmoniser les chakras. Le travail avec les pierres en fait partie.
>
> C'est l'esprit ouvert que vous ferez le plus de découvertes. Explorez donc sans *a priori* la manière dont agissent en vous les « pierres chakra ».

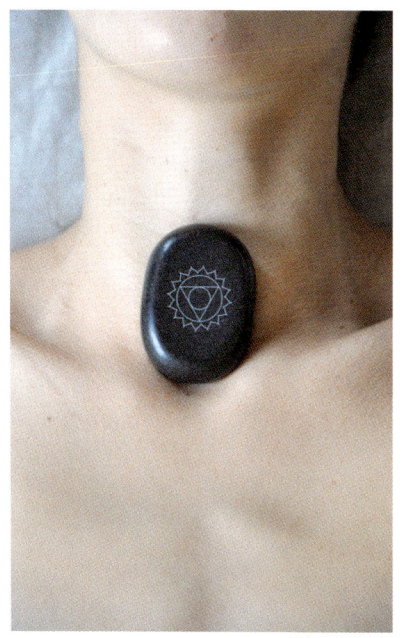

VISHUDDHA CHAKRA
(LE CHAKRA DE LA GORGE)

Le chakra de la gorge se situe au niveau du larynx. Il est en lien avec la gorge, le menton, le larynx, la trachée-artère, l'œsophage, la colonne cervicale et les oreilles.

SIGNIFICATION POUR LE DÉVELOPPEMENT SPIRITUEL :

Un chakra de la gorge robuste permet l'équilibre entre la raison et les sentiments et favorise la recherche de la vérité.

Posez la pierre au creux de la gorge.

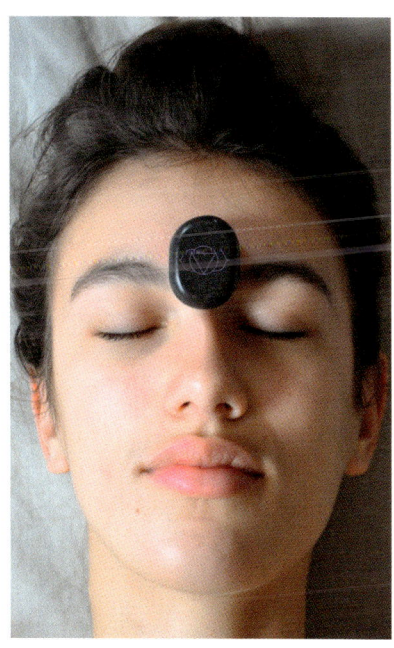

AJNA CHAKRA
(LE CHAKRA DU FRONT)

Le chakra du front, également appelé « troisième œil », se situe entre les sourcils. Il est en lien avec le cerveau, le système endocrinien et le système nerveux.

SIGNIFICATION POUR LE DÉVELOPPEMENT SPIRITUEL :

Un chakra du front solide renforce la confiance en soi et favorise l'intuition. Il permet d'entrevoir ou d'atteindre la sagesse intérieure.

Posez une petite pierre sur le front, au-dessus de la racine du nez.

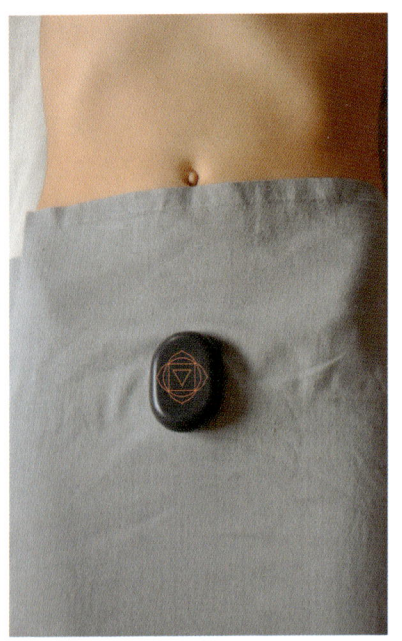

Muladhara chakra (le chakra de la racine)

Le chakra de la racine se situe au niveau du pubis. Il est en lien avec le gros intestin, le rectum, le coccyx et les jambes.

Signification pour le développement spirituel :

Le bon équilibre du chakra de la racine favorise un rapport sain à la terre et à la nature. Les conséquences d'une défaillance de ce chakra sont l'apathie et le manque d'énergie, d'assurance et de confiance.

Posez une grosse pierre sur le pubis.

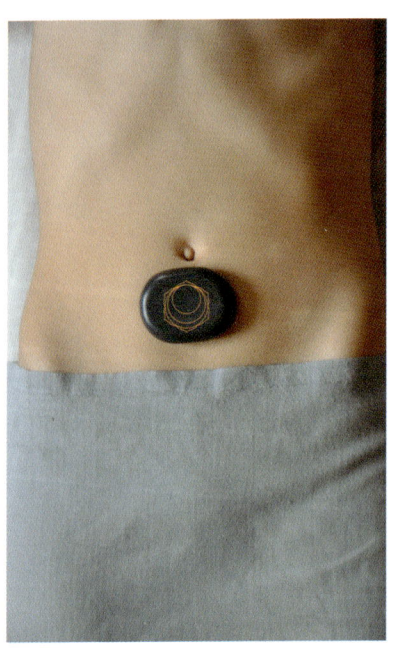

Svadhisthana chakra (le chakra sacré)

Le chakra sacré se situe sous le nombril. Il est lien avec les organes génitaux, les organes situés dans l'abdomen et le sacrum.

Signification pour le développement spirituel :

La stabilité du chakra sacré garantit une relation saine à la sexualité et à son propre corps, qu'on accepte et qu'on aime tel qu'il est.

Posez une pierre sur le ventre, sous le nombril.

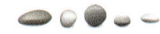

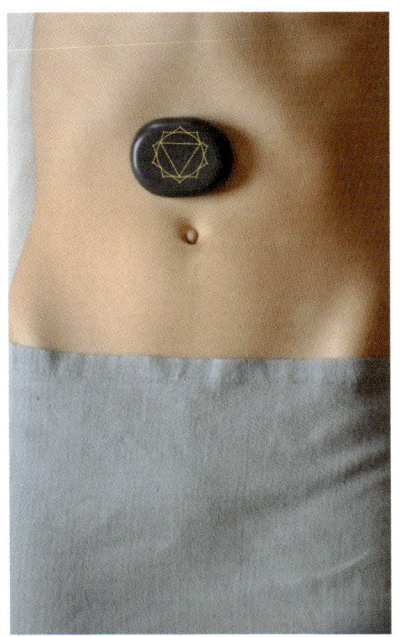

Manipura chakra
(le chakra du plexus solaire)

Le chakra du plexus solaire, également appelé « chakra du nombril », se trouve en dessous du sternum, au creux de l'estomac. Il est en lien avec le pancréas, l'estomac, la vésicule biliaire, le foie, la rate, l'intestin grêle, la cavité abdominale et le système nerveux végétatif.

Signification pour le développement spirituel :

La stabilité du chakra du nombril apporte endurance, patience, force de persuasion et bon sens.

Posez la pierre au creux de l'estomac.

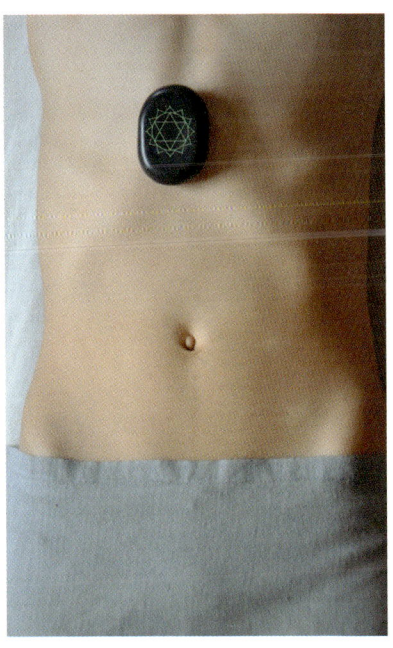

Anahata chakra
(le chakra du cœur)

Le chakra du cœur se trouve au milieu du sternum. Il est en lien avec le cœur, les poumons, la peau, les mains et les bras.

Signification pour le développement spirituel :

La stabilité du chakra du cœur permet d'établir des rapports sains avec les autres, c'est-à-dire d'avoir avec eux des relations étroites tout en sachant poser des limites.

Posez la pierre au milieu du sternum.

Se détendre avec les « pierres chakra »

Il est très facile de se prodiguer ce type de soin à soi-même, mais vous pouvez aussi vous faire dorloter ainsi par un proche ou inversement, lui offrir un moment de douceur. Faites vos propres découvertes avec les pierres. Le travail avec les « pierres chakra » procure des sensations particulièrement intéressantes.

Avoir chaud aux pieds, c'est primordial !

Impossible de se détendre quand on a les pieds gelés ! Un bain de pieds chaud réchauffe durablement tout le corps. Si votre pression artérielle est très basse, vous pouvez placer une grosse pierre chaude sous vos pieds pendant le soin, pour éviter la déperdition de chaleur.

Automassage des chakras

1. Placez les pierres chaudes en position sur le lit en vous inspirant de la photographie en page 50. Recouvrez-les d'un ou deux torchons de cuisine — une précaution inutile si vous gardez vos vêtements. Les personnes qui ont facilement froid aux pieds n'oublieront pas de prévoir une pierre chaude à placer dessous.

2. Allongez-vous sur le dos, sur les pierres que vous avez préparées. Assurez-vous de ne ressentir ni douleur ni gêne.

3. Pour ne pas avoir froid, couvrez-vous d'un grand drap de bain pas trop épais.

4. Posez maintenant les « pierres chakra » sur les emplacements décrits plus haut et visibles sur les photographies (pages 58 et suivantes). Vous y parviendrez sans difficulté, même sans aide, si vous avez pris la précaution de poser les pierres tiédies à portée de main. Mais le cas échéant, vous pouvez aussi demander à un proche de le faire pour vous.

5. Étendez à présent une couverture légère sur votre corps — et sur les pierres. Assurez-vous que pieds et épaules sont bien couverts, faute de quoi la chaleur bienfaisante apportée par les pierres s'échapperait rapidement.

6. Et maintenant, il ne vous reste plus qu'à vous détendre. Essayez de temps à autre de vous concentrer sur les sensations procurées par une pierre ou une autre, jusqu'à ce que vous ayez l'impression de vous confondre avec elles.

> **ASTUCE :** Le temps passé allongé sur les galets et en contact avec les « pierres chakra » peut représenter la première phase d'une séance de massage. En revanche, se masser soi-même n'est pas si facile. Savourez plutôt la profonde détente apportée par les pierres qui vous entourent. Vous pourrez aller un peu plus loin avec l'aide d'un partenaire (voir en page 69).

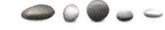

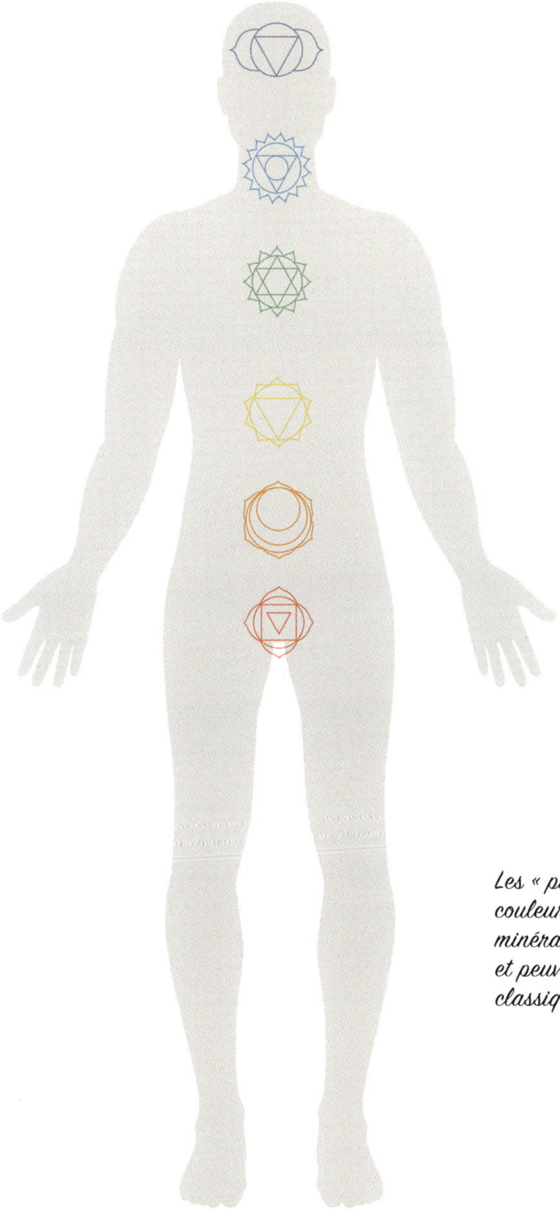

AJNA CHAKRA
le chakra du front
Minéral : lapis-lazuli

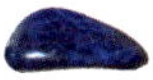

VISHUDDHA CHAKRA
le chakra de la gorge
Minéral : aigue-marine

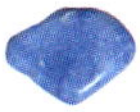

ANAHATA CHAKRA
le chakra du cœur
Minéral : aventurine

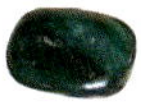

MANIPURA CHAKRA
le chakra du plexus solaire
Minéral : citrine

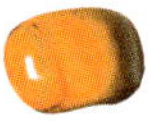

SVADHISTHANA CHAKRA
le chakra sacré
Minéral : cornaline

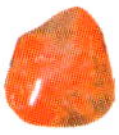

MULADHARA CHAKRA
le chakra de la racine
Minéral : jaspe rouge

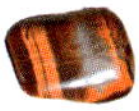

Les « pierres chakras » sont des pierres de couleurs. À chaque chakra sa couleur et son minéral. Ces pierres ne sont pas obligatoires et peuvent être remplacées par des pierres classiques.

Automassage des pieds

Un délice, hiver comme été, le massage des pieds favorise une détente agréable. Vous aurez besoin, pour chaque pied, de deux à quatre pierres chaudes et d'une pierre froide.

D'abord, un bain de pieds

1. Bien installé dans un fauteuil confortable, octroyez-vous un bon bain de pied chaud, dans une eau dont la température se situe entre 36 et 38 °C. N'hésitez pas à y ajouter un produit parfumé pour le bain.
2. Vous pouvez appliquer sur vos pieds le même peeling que sur vos mains, pour éliminer en douceur crevasses et callosités.
3. Au bout de cinq minutes, séchez-vous bien les pieds — surtout entre les orteils — et pour finir, enduisez-les de quelques gouttes d'huile de massage.

Le massage

4. Passez une pierre chaude tout le long de la plante du pied, à plusieurs reprises, en appliquant une forte pression.
5. Retournez la pierre à chaque passage, pour que le transfert de chaleur se fasse de manière aussi uniforme que possible.
6. Massez ensuite le dessus du pied et la cheville. Fiez-vous à vos sensations pour déterminer la pression qui vous convient. Ce massage nécessite de deux à quatre pierres chaudes.
7. À présent, si cela vous est agréable, faites glisser une pierre froide sur la plante et le dessus du pied. Lorsque la peau rougira, c'est que le but sera atteint.
8. Procédez de même pour l'autre pied.

ASTUCE : Des pierres chaudes d'un diamètre de 20 cm environ peuvent servir de bouillotte : n'hésitez pas à en glisser une dans votre lit, éventuellement entourée d'un linge, lors des froides nuits d'hiver.

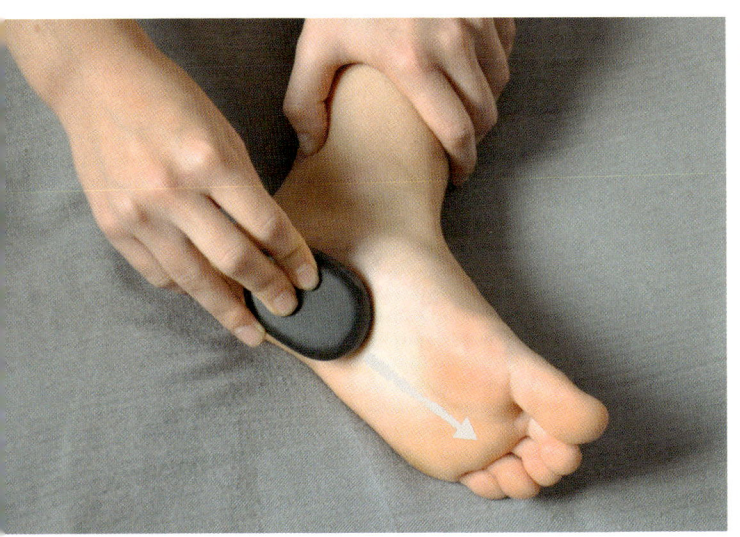

❹ Passez une pierre chaude tout le long de la plante du pied en appliquant une forte pression.

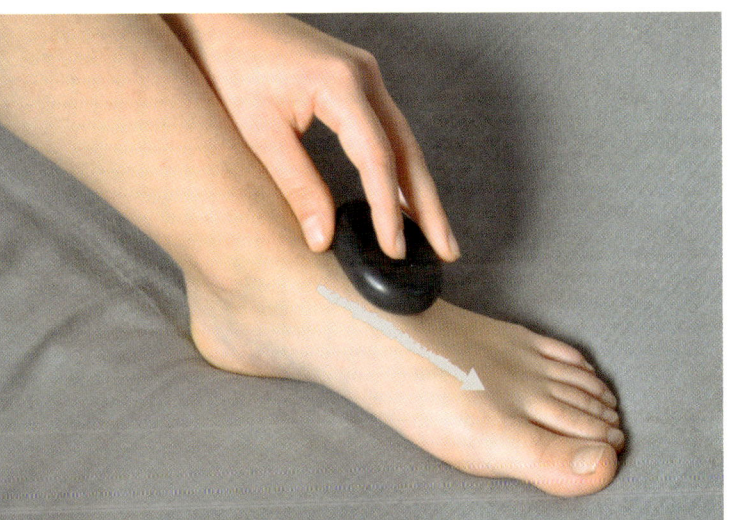

❺ Massez ensuite le dessus du pied.

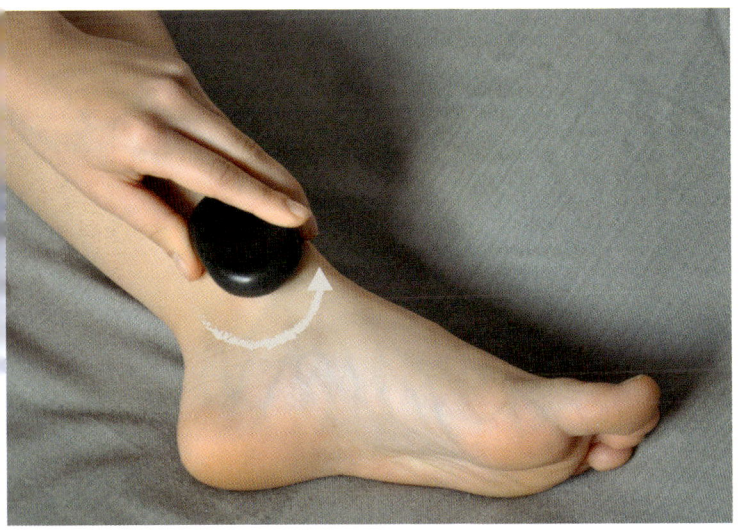

❻ Massez la cheville.

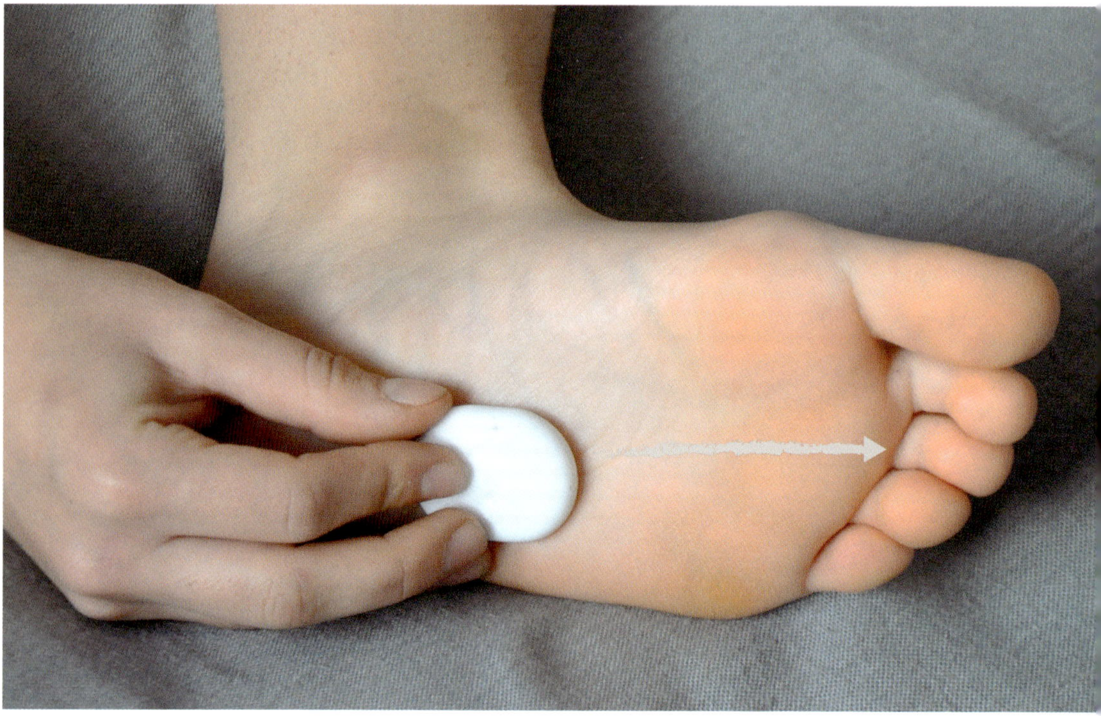

❼ Faites glisser une pierre froide sur la plante du pied.

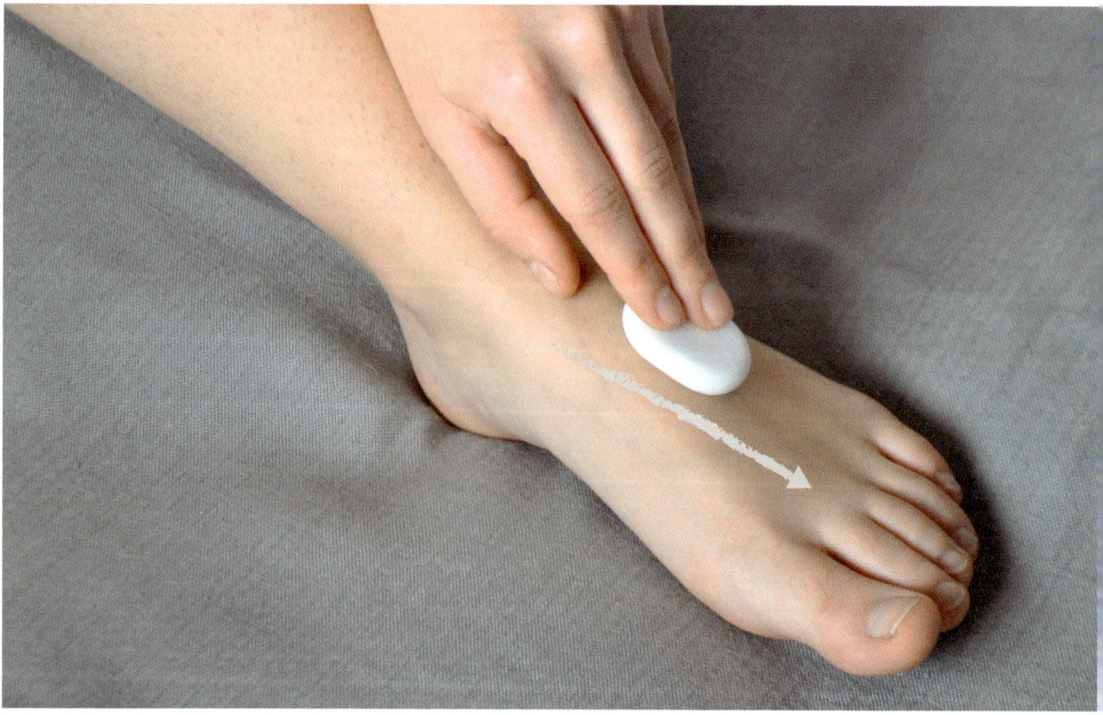

❼ Faites glisser une pierre froide sur le dessus du pied.

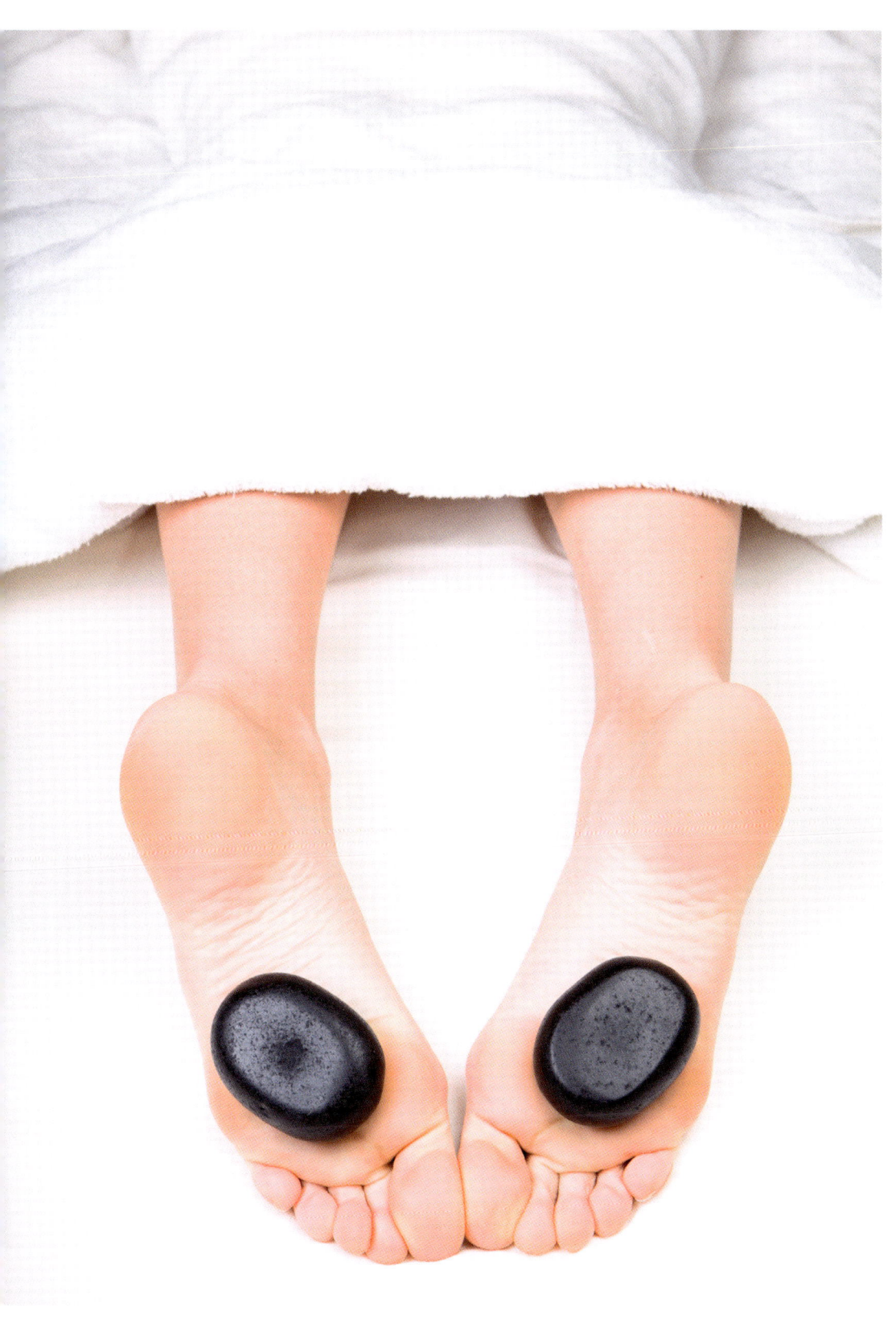

LE MASSAGE À DEUX

Un massage aux pierres peut représenter une belle expérience pour un couple, voire le rapprocher. Si vous souhaitez partager un moment privilégié avec un être cher, essayez donc un massage intégral aux pierres chaudes et froides. Les pages qui suivent vous guideront.

Les techniques de massage

PAR LARRIE-TYLER VON PEIPI

EFFLEURAGE ET FRICTION

L'effleurage est souvent la première étape de tous types de massage. Cette technique permet d'établir une relation de confiance entre le masseur et le massé. L'effleurage consiste en un mouvement circulaire lent réalisé sans pression avec le plat de la pierre. Cette technique permet d'optimiser la circulation sanguine et lymphatique.

La friction quand à elle s'applique avec une plus grande intensité de mouvement et en exerçant une pression légère à l'avant de la pierre. En plus d'optimiser le flux sanguin et lymphatique, la friction permet de décontracter et dénouer les muscles.

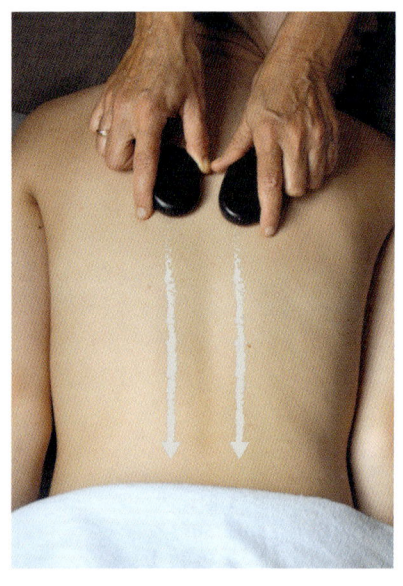

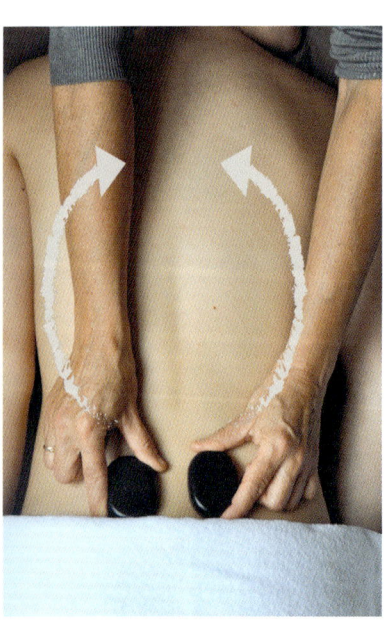

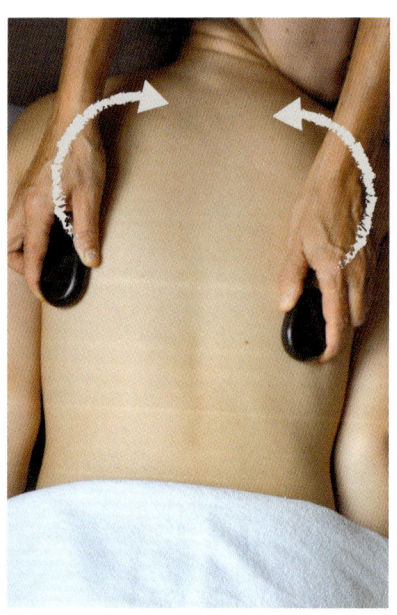

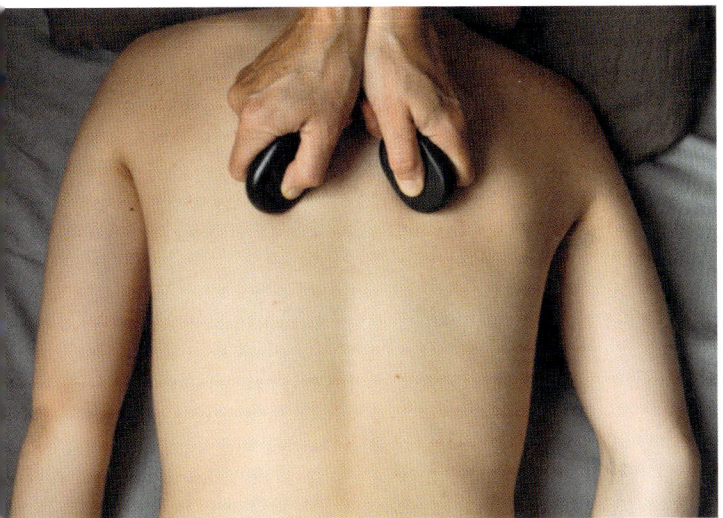

L'effleurage peut être également pratiqué en utilisant la tranche de la pierre. Cela permet de réduire la surface de massage et de mieux cibler les zones. Cela est idéal pour masser entre les muscles.

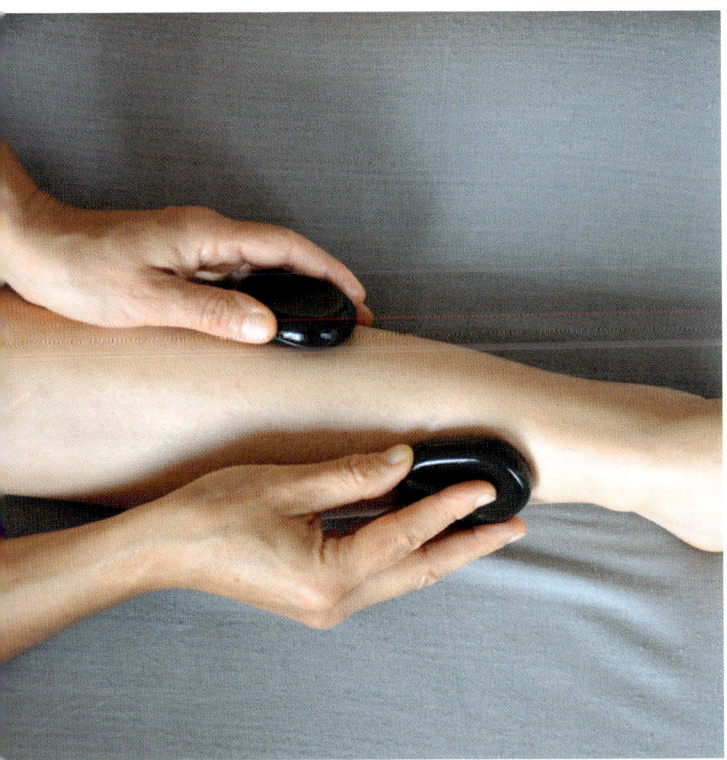

En pratiquant l'effleurage avec deux pierres de manière symétrique, vous facilitez la détente de votre partenaire.

Pour un massage optimal, économisez vos gestes ! Faites simplement des mouvements circulaires ou d'avant-arrière pour procurer plaisir et détente à votre partenaire.

Pression

Cette technique est utilisée pour dénouer les tensions musculaires. Pour cela, le masseur localise les nœuds et pose dessus une pierre chaude sur laquelle il vient exercer une pression verticale progressive. N'oubliez pas que le bien-être de votre partenaire passe avant tout, il faut donc que la pression soit toujours agréable. N'hésitez pas à lui poser la question.

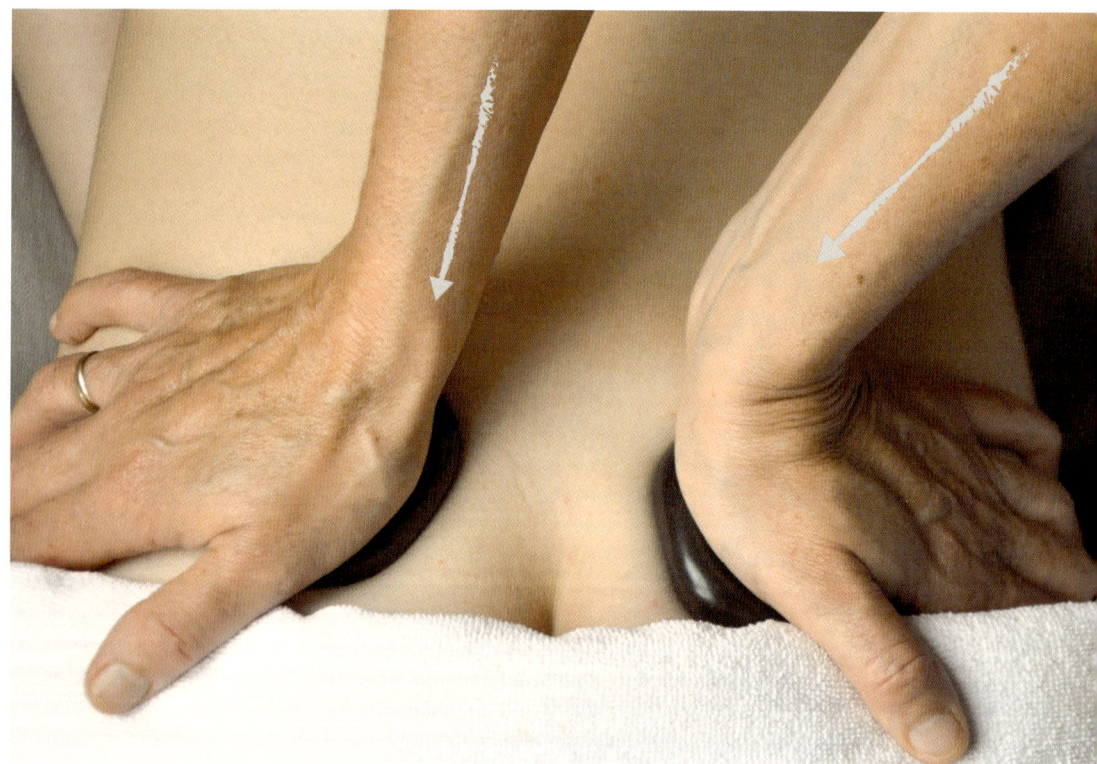

ATTENTION ! N'utilisez pas cette technique sur les articulations.

LE MASSAGE À DEUX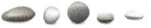

Tapotements et vibrations

Pour cette technique, deux pierres sont nécessaires. Posez un galet à plat sur la peau et à l'aide du second frappez-le de manière régulière. Contrôlez avec votre partenaire si les tapotements lui sont bien agréables. Les vibrations entraînées par cette technique vont favoriser la détente et la circulation des zones traitées. Elle est particulièrement efficace sur les grands muscles de la cuisse et des épaules.

Vous pouvez également obtenir des vibrations en tapotant légèrement avec le bout des doigts les pierres posées.

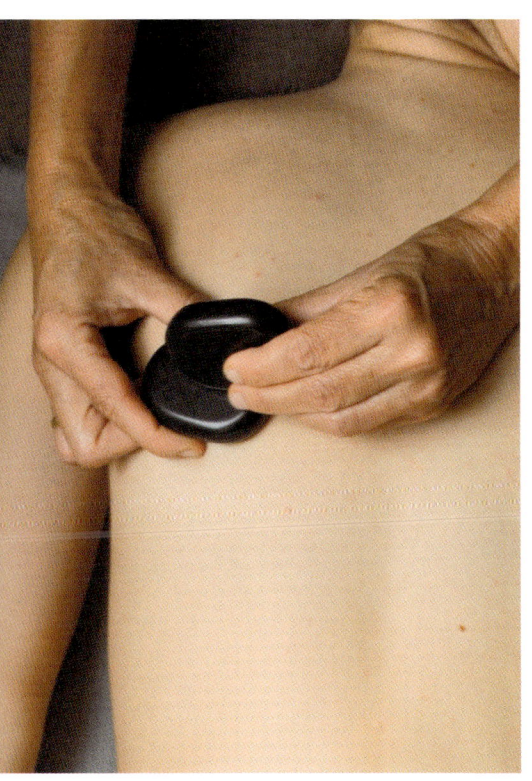
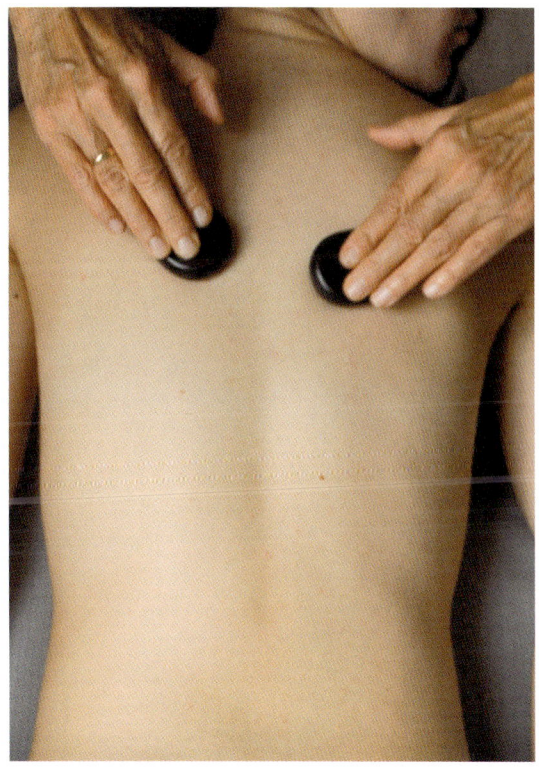

La préparation

Commencez par préparer tout ce dont vous aurez besoin (voir page 38), y compris une couche qui soit confortable pour votre partenaire, mais aussi pour vous-même. Débranchez le téléphone pour ne pas devoir interrompre le massage, ce qui arracherait votre partenaire à sa détente.

Une ambiance propice au bien-être

Préparez un espace agréable où vous vous sentirez à l'aise tous les deux. Tamisez la lumière, allumez des bougies et mettez un CD de musique relaxante qui plaise à votre partenaire.

Il faut que la pièce soit bien chauffée. Pour une personne dévêtue et immobile, la température ambiante la plus agréable se situe aux alentours de 28 °C, car elle permet de maintenir l'équilibre thermique du corps. Dans une pièce à 22 °C, la température habituelle dans les logements, la personne qui reçoit le massage souffrirait du froid. S'il n'est pas possible de chauffer davantage chez vous, couvrez bien votre partenaire, ne dégageant que la zone que vous êtes en train de masser.

Première étape vers la détente : un bain de pieds

Rien ne vaut un bon bain de pieds chaud avant le massage pour réchauffer les pieds, mais aussi tout le corps de votre partenaire. La température ne doit pas excéder 38 °C. Ajoutez dans l'eau des sels de bain parfumés et si le cœur vous en dit, laissez vos pieds rejoindre ceux de votre partenaire dans la bassine. Profitez de ce moment de partage pour prendre ensemble une tasse de thé ou une infusion. Cette préparation vous permettra à tous les deux de vous détendre.

Maintenant que vous voilà bien installés et au calme, déterminez ensemble les grands axes du massage. Sur quoi doit-il porter en particulier ? Votre partenaire a-t-il le dos crispé et douloureux pour avoir passé trop de temps assis à sa table de travail, ou les jambes lourdes à la suite d'une station debout prolongée, ou encore les pieds fatigués après une longue randonnée ? Assurez-vous qu'il n'existe pas de problème de santé représentant une contre-indication au massage. Demandez-vous s'il y a des parties du corps ou des zones de la peau qu'il vaut mieux éviter de masser (voir page 18).

Ne voyez pas trop grand : 60 minutes suffisent largement pour atteindre un relâchement profond. Et il ne s'agit pas non plus de vous épuiser à la tâche !

LE MASSAGE À DEUX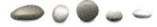

La température appropriée

Avant de commencer le massage proprement dit, j'enduis entièrement d'huile le corps du client. Puis je sors de l'eau chaude la première paire de galets, je les sèche et je procède à des effleurements sur tout le corps. Je dois évaluer rapidement la température qui sera efficace et agréable pour chaque client, en sachant que cette perception varie beaucoup d'une personne à l'autre. Dès le tout premier contact entre la peau et les pierres chaudes, il faut que je choisisse, sans me tromper, la bonne température, qui peut se situer entre 45 °C et 60 °C.

ASTUCE : Ayez bien conscience que pendant une bonne heure, le bien-être de votre partenaire sera sous votre responsabilité. Demandez-vous à chaque instant ce qui pourrait lui faire plaisir. Une séance de massage à deux peut s'avérer très enrichissante pour un couple : qui sait, vous apprendrez peut-être à vous connaître sous un autre jour.

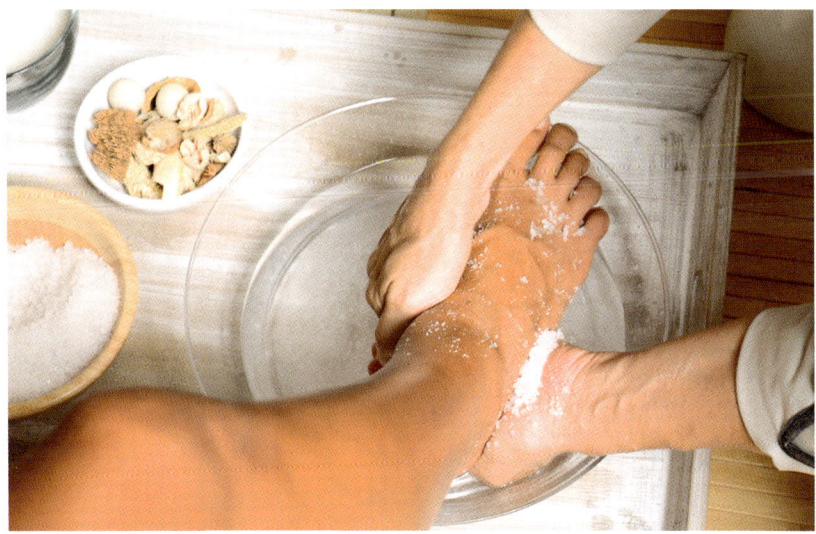

Vous pouvez appliquer sur les pieds le même peeling que vos mains (voir page 48) pour éliminer en douceur crevasses et callosités.

Le massage de l'avant du corps

Si vous prévoyez de masser l'avant du corps, voici quelques conseils pour installer confortablement votre partenaire et lui permettre de profiter pleinement de ce moment de détente.

Une position allongée confortable

1. Lorsque votre partenaire sera allongé sur le dos, glissez-lui sous les genoux un polochon ou une couverture roulée en cylindre. Cette position, jambes légèrement pliées plutôt que raides, favorise la détente et soulage la colonne lombaire.
2. La tête ne doit pas être renversée en arrière. Si c'était le cas, glissez un coussin plat sous la nuque. La première fois, faites des essais et demandez à votre partenaire si la position lui convient. Lors de la séance suivante, vous saurez comment l'installer au mieux.
3. Recouvrez à présent votre partenaire du drap de bain.
4. Repliez le drap de lit sur lequel il est couché sur ses pieds et sur ses épaules. Il est très important de maintenir les pieds au chaud. Si votre partenaire a souvent froid aux pieds, n'hésitez pas à placer juste dessous une grosse pierre chaude ou une bouillotte. Cela lui permettra d'accéder à une détente plus complète.

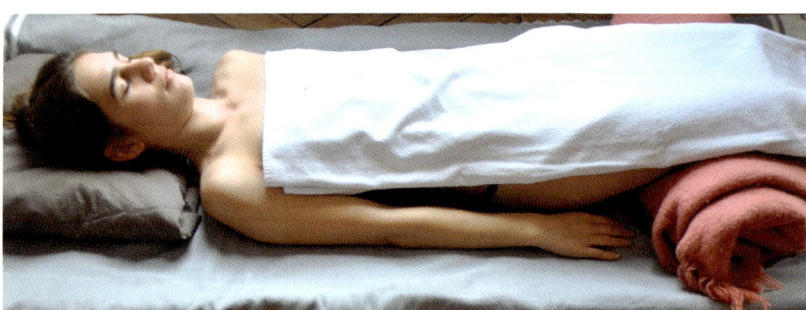

ASTUCE : L'importance de la position est capitale : ce n'est pas un hasard si les praticiens professionnels emploient des tables de massage et des techniques sophistiquées pour assurer à leurs clients le meilleur soutien possible.

LE MASSAGE À DEUX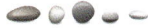

Le positionnement des pierres sous le dos

*Le moment est venu de mettre en place les pierres
qui vont se trouver sous le dos.*

1. Demandez à votre partenaire de plier les genoux puis aidez-le à s'asseoir en laissant le drap en place sur ses épaules.
2. Positionnez les galets plats derrière lui, comme sur la photo. Ménagez un espace au milieu pour la colonne vertébrale, qui ne doit en aucun cas reposer sur une pierre.
3. Votre partenaire peut à présent s'allonger sur les pierres en douceur, avec votre aide.
4. S'il sent des pierres appuyer sur la colonne vertébrale, les omoplates ou l'arrière de la tête, essayez de les déplacer pour faire disparaître l'inconfort. Si vous n'y parvenez pas, retirez les pierres gênantes.
5. Recouvrez votre partenaire du drap de bain et repliez à nouveau le drap de lit sur ses épaules et ses pieds.

ASTUCE : Pour aider votre partenaire à s'asseoir puis à se recoucher sur les pierres sans trop d'efforts, plutôt que de lui soutenir directement le dos, servez-vous du drap de lit que vous saisirez par les coins.

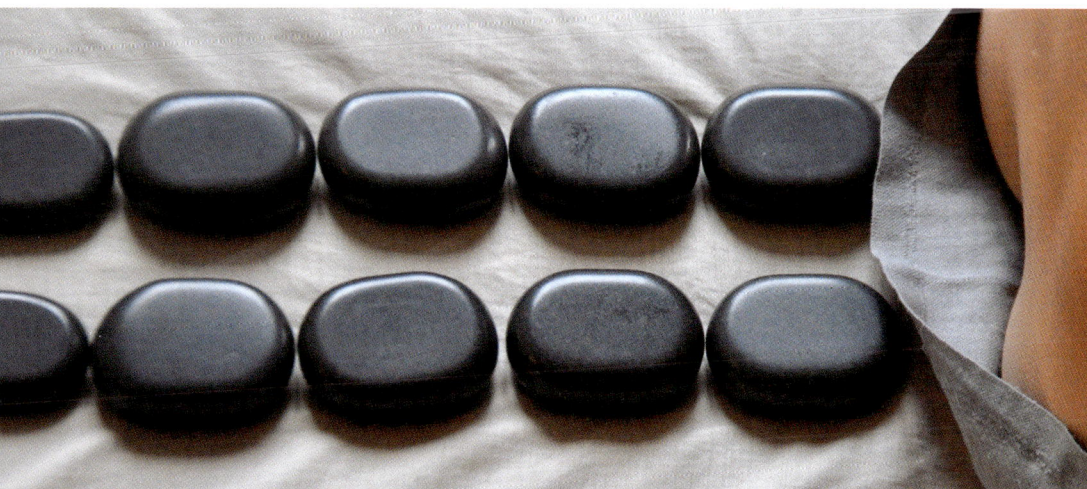

2 *Positionnez les galets plats derrière le dos. Ménagez un espace au milieu pour la colonne vertébrale.*

Garder les mains au chaud

① Au creux de chaque main de votre partenaire, posez un galet chauffé de taille moyenne. Si la température lui paraît excessive, intercalez le drap entre pierre et peau, en guise de couche isolante.

② N'hésitez pas à renouveler régulièrement ces galets. Lorsque vous en avez utilisé deux pour le massage, déposez-les dans les paumes de votre partenaire avant de poursuivre avec de nouvelles pierres sorties de l'eau. Ainsi, votre partenaire gardera toujours les doigts bien au chaud.

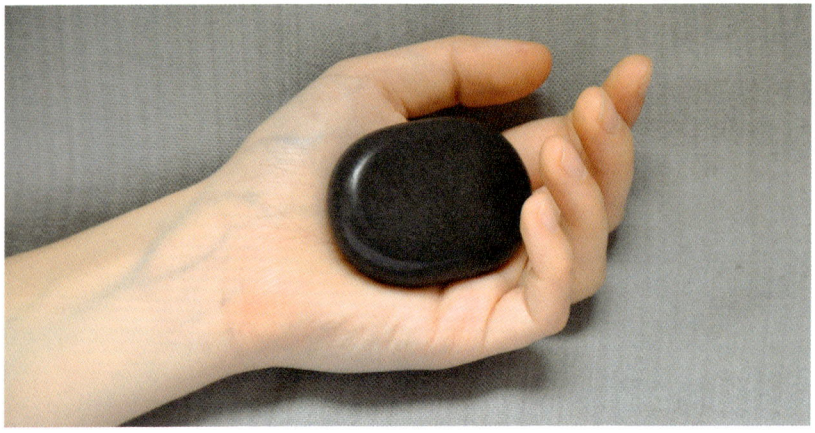

La plupart des clients trouvent agréable de tenir une pierre chaude dans chaque main pendant le massage. Certains d'entre eux disent que cela intensifie leur contact avec les petites « masseuses » de pierre.

Les « pierres chakra »

③ À présent, retirez de l'eau les « pierres chakra » et mettez-les en place sur le corps de votre partenaire (voir pages 58 et suivantes). C'est en positionnant chaque pierre au moment de l'une de ses expirations que vous l'amènerez à un état de relaxation profonde. N'oubliez pas de lui demander régulièrement si la température des pierres lui est agréable et s'il se sent bien.

LE MASSAGE À DEUX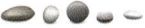

Le massage : les pieds d'abord !

À votre tour de respirer profondément maintenant : la première étape est derrière vous ! Pendant que votre partenaire profite de la douce chaleur des pierres, préparez tranquillement celles dont vous aurez besoin pour le massage.

① Posez le flacon d'huile dans l'eau chaude et asseyez-vous confortablement à ses pieds. Enduisez l'un d'eux d'huile de massage.

② Sortez une pierre de l'eau et séchez-la. Veillez à ne mouiller ni le drap de bain ni le drap de lit, car si vous recouvrez votre partenaire d'un tissu humide après le soin, il risque de grelotter ! La chaleur de la première pierre que vous utiliserez doit être modérée : il faut donner à la peau de votre partenaire le temps de s'habituer au changement de température. De toute façon, si la sensation de chaleur est désagréable à votre main, elle le sera encore davantage pour votre partenaire. N'oubliez pas que les mains sont plus aguerries aux écarts de température que le reste du corps, beaucoup plus sensible.

③ Massez le dessus et le dessous du pied.

④ Dès que la pierre tiédit, échangez-la pour une autre, en posant éventuellement celle que vous venez d'utiliser sur la plante du pied de votre partenaire. Demandez-lui régulièrement si la température est agréable.

⑤ Massez de même l'autre pied, puis recouvrez les deux pieds du drap.

LE POINT DE VUE DU CLIENT : LE MASSAGE DES PIEDS.

Que c'est agréable ! Je sens des effleurements et des pressions sur les plantes de mes pieds. Ils se réchauffent, eux qui sont éternellement glacés ! Les pierres me font reprendre conscience de cette partie de mon corps. Mon attention se concentre sur leur chaude caresse. Lorsqu'elle a fini de me masser les pieds, la praticienne les entoure des pierres encore tièdes. Un délice ! On me place des petits cailloux entre les doigts de pieds. C'est astucieux... Il faudra que je m'en souvienne, la prochaine fois que je me vernirai les ongles !

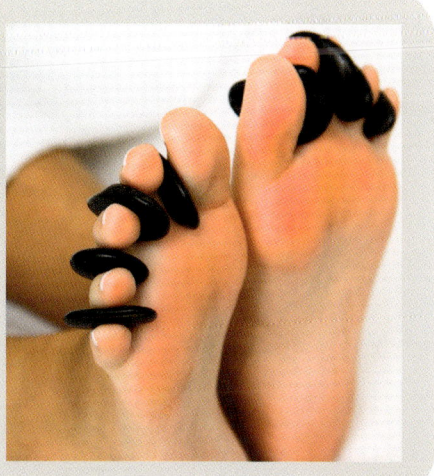

① *Enduisez le pied d'huile de massage.*

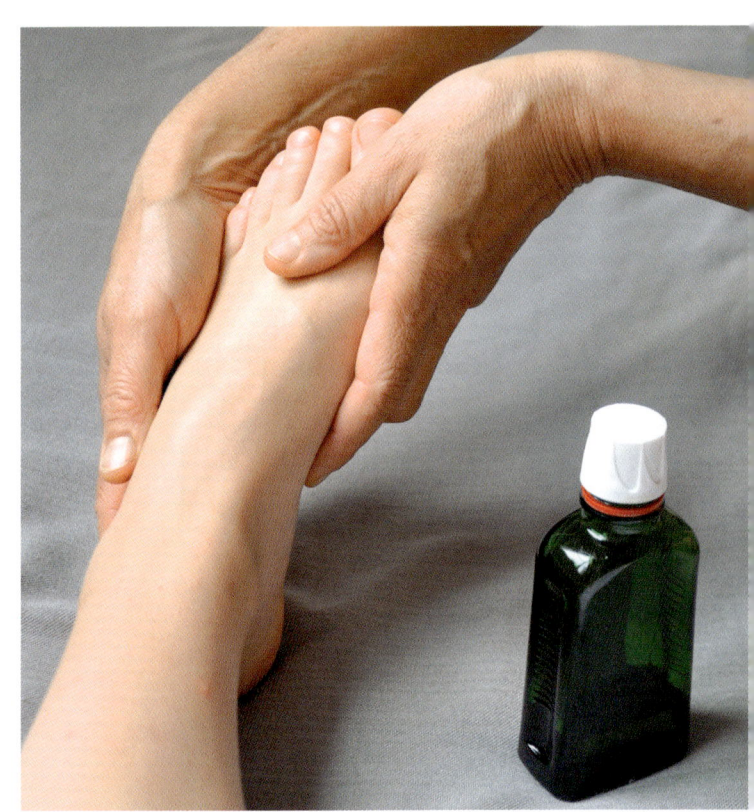

③ *Massez le dessus du pied.*

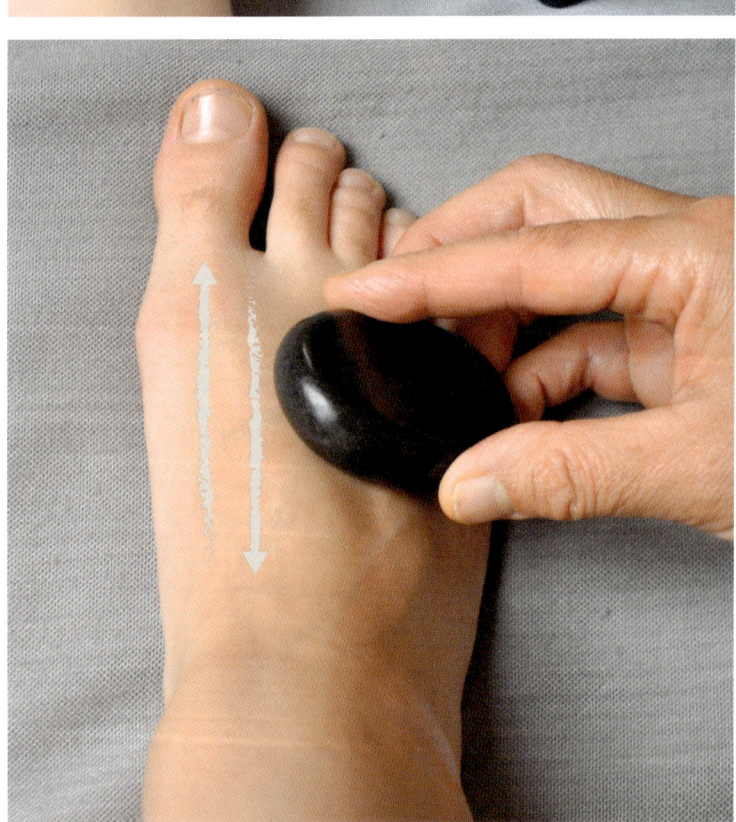

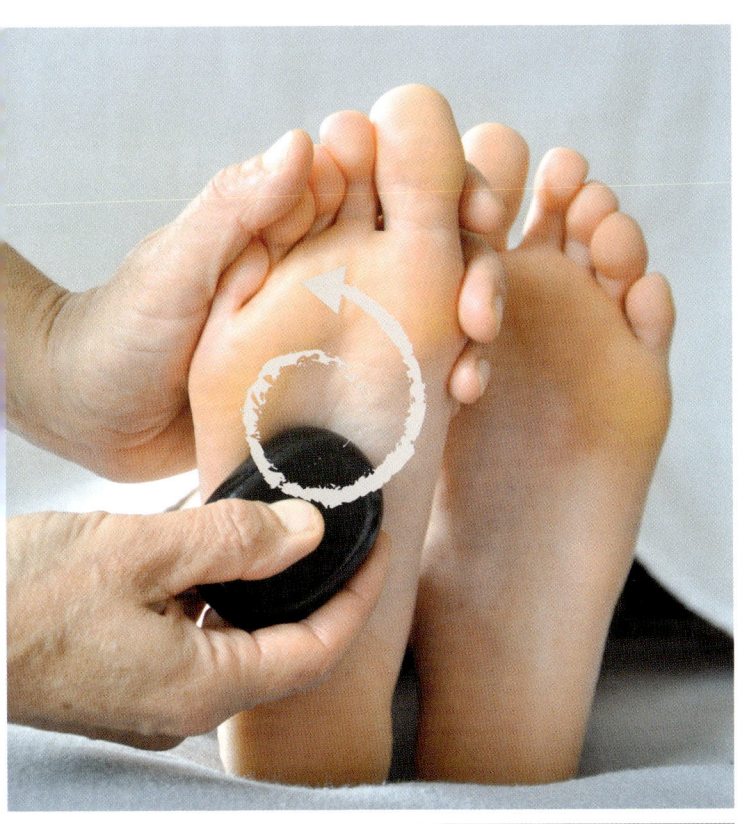

❸ Massez le dessous du pied.

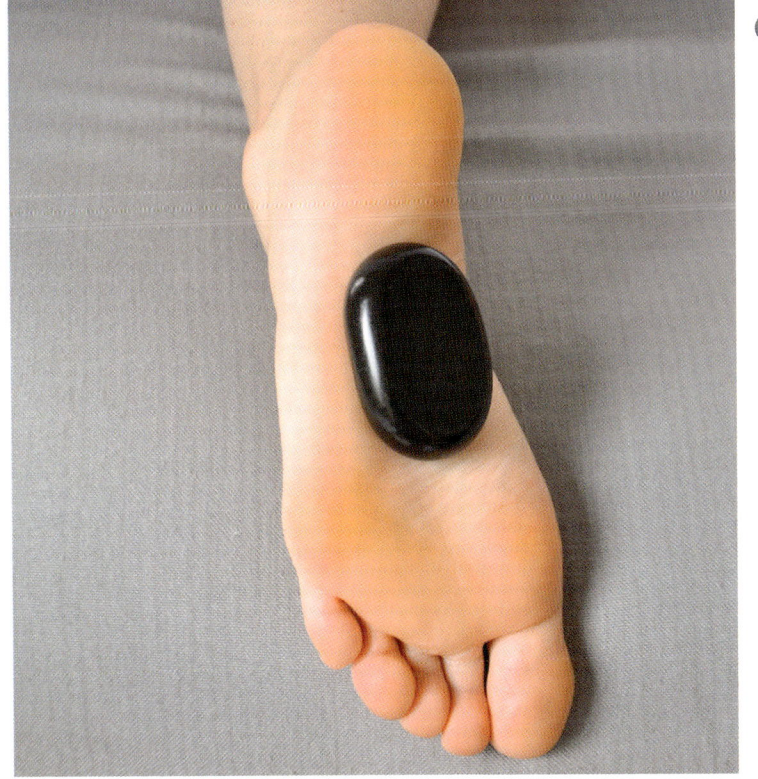

❹ Dès que la pierre tiédit, posez-la éventuellement sur la plante du pied.

Les jambes

Si votre partenaire a des varices, surtout, pas de massage !
Asseyez-vous confortablement et vérifiez que vos épaules ne sont pas crispées.
Vous n'oublierez pas de respirer à fond de temps en temps pour vous détendre.

1. Enduisez d'huile toute la jambe.
2. Faites glisser deux pierres chaudes sur la peau huilée. Réduisez la pression en passant sur les os et les articulations.
3. Les grands muscles de la cuisse réagissent très bien au tapotement : posez un galet plat sur la peau et frappez-le légèrement à l'aide d'une autre pierre. Toujours en douceur, bien sûr. Là aussi, demandez à votre partenaire si les tapotements lui sont agréables. Il s'agit de lui faire plaisir, finalement, pas de le martyriser !
4. Lorsque vous aurez fini de masser la première jambe, recouvrez-la avant de vous occuper de l'autre.
5. Asseyez-vous pour cela de l'autre côté de votre partenaire et adoptez une position confortable. Procédez comme pour la première jambe, puis recouvrez bien les deux jambes. On ne le répétera jamais assez : il est essentiel de recouvrir la partie du corps que l'on vient de masser.

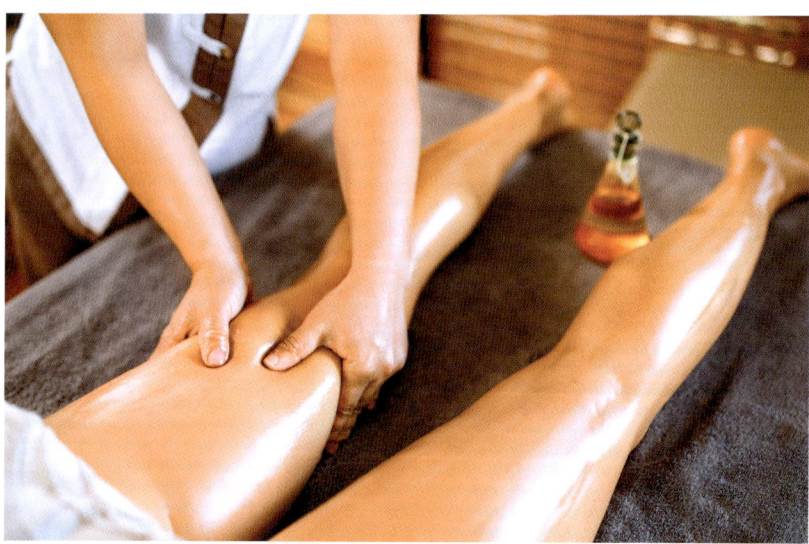

1. *Enduisez d'huile toute la jambe.*

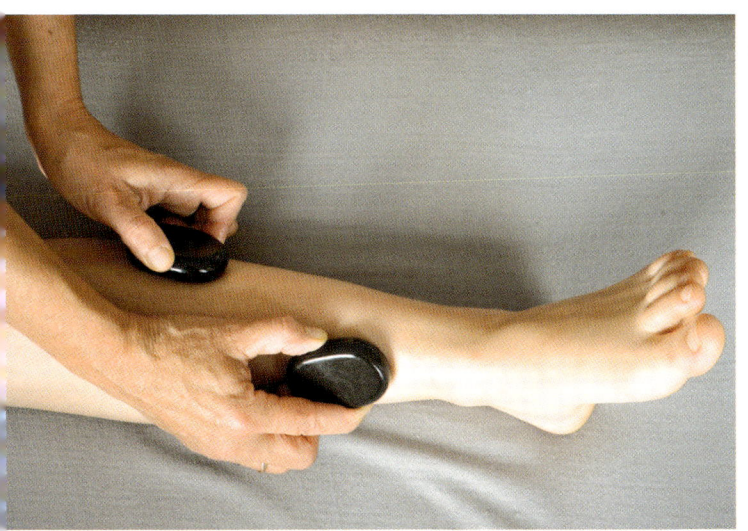

❷ Faites glisser deux pierres chaudes sur la peau huilée. Réduisez la pression en passant sur les os et les articulations.

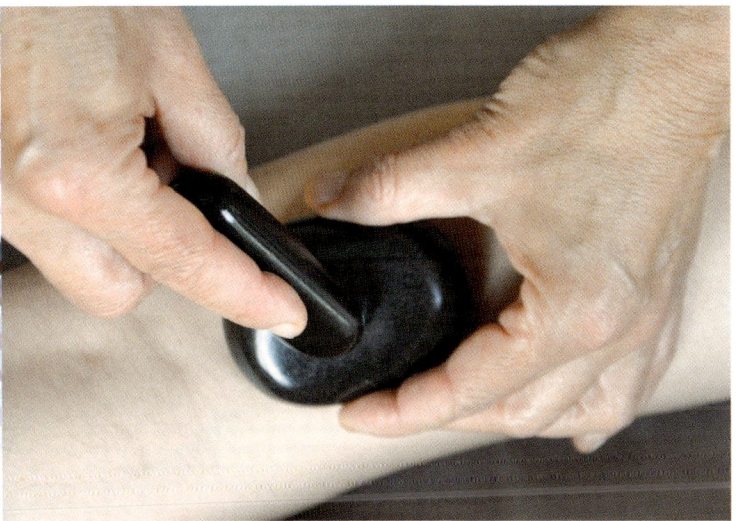

❸ Les grands muscles de la cuisse réagissent très bien au tapotement : posez un galet plat sur la peau et frappez-le légèrement à l'aide d'une autre pierre.

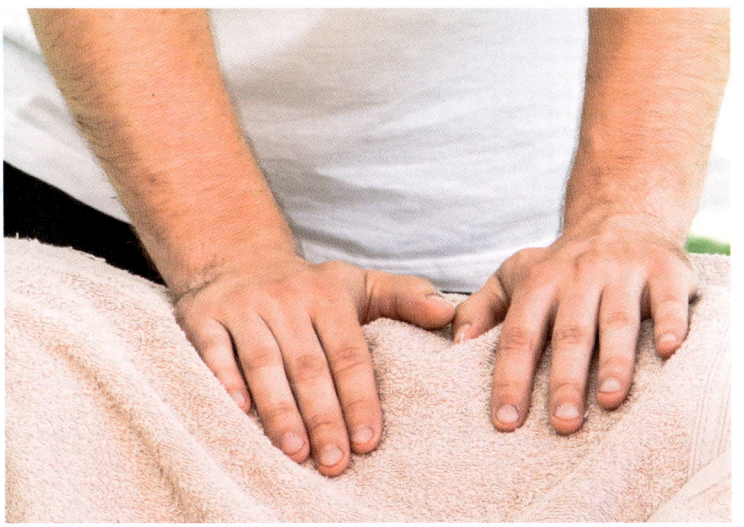

❺ On ne le répétera jamais assez : il est essentiel de recouvrir la partie du corps que l'on vient de masser.

Les mains et les bras

1. Au tour des bras, maintenant. Commencez par les enduire d'huile.
2. Si vous avez une pierre assez longue et étroite, elle vous sera utile pour le massage des mains. À l'aide de l'extrémité plus pointue de la pierre, massez les muscles de la base du petit-doigt et du gras du pouce. Pour déterminer la pression adéquate, n'hésitez pas à faire un essai sur vous même.
3. Pour les bras, prenez deux pierres de taille moyenne et faites-les glisser sur la peau huilée, du poignet à l'épaule, en appuyant. Réduisez nettement la pression en passant sur les os et les articulations.
4. Laissez agir la chaleur des pierres en les appliquant simplement, sans masser, sur les grands muscles. Le deltoïde, à la jonction du bras et de l'épaule, apprécie particulièrement ce traitement. Ce muscle sollicité à chaque mouvement du bras se trouve souvent surmené et fatigué en fin de journée. Posez dessus une pierre chaude en la maintenant fermement en place. Répétez ceci une à deux fois avec une nouvelle pierre.
5. Procédez de la même manière pour l'autre bras.

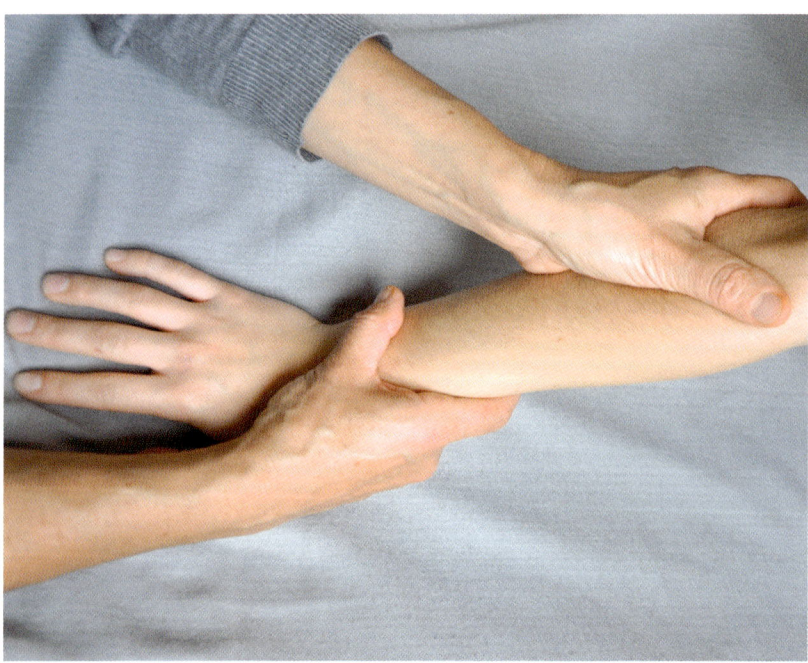

1. *Enduire les bras d'huile.*

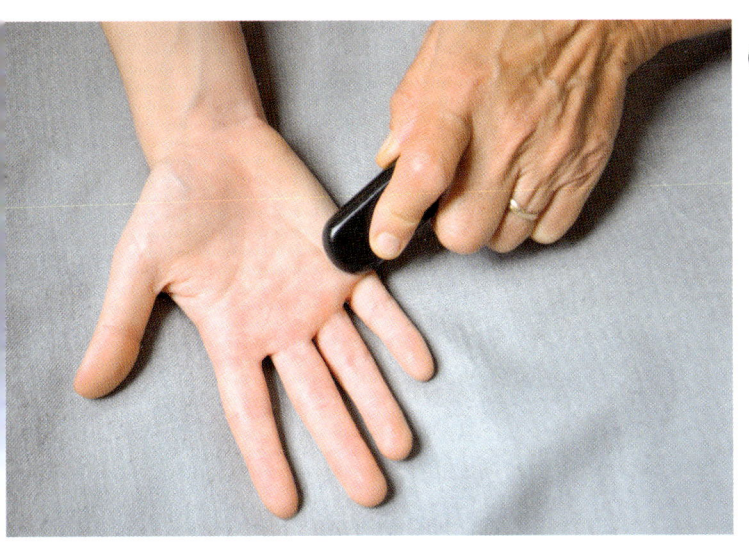

❷ Avec l'extrémité la plus pointue d'une pierre longue et étroite massez les muscles de la base du petit-doigt.

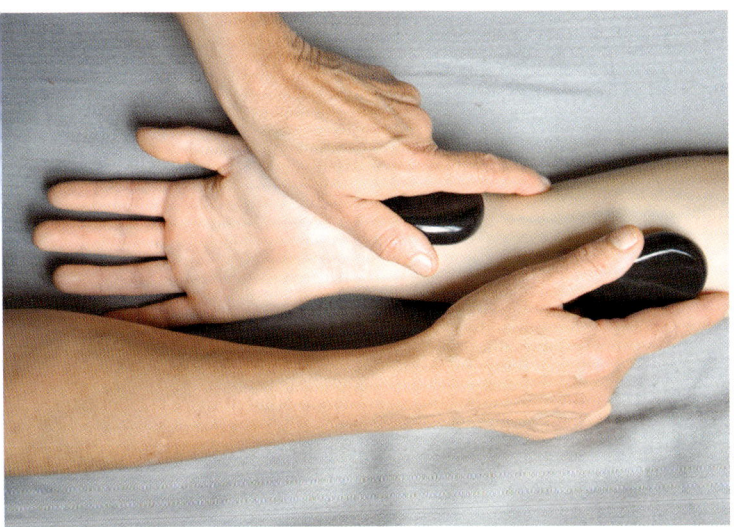

❸ Prenez deux pierres de taille moyenne et faites-les glisser sur la peau huilée, du poignet à l'épaule, en appuyant.

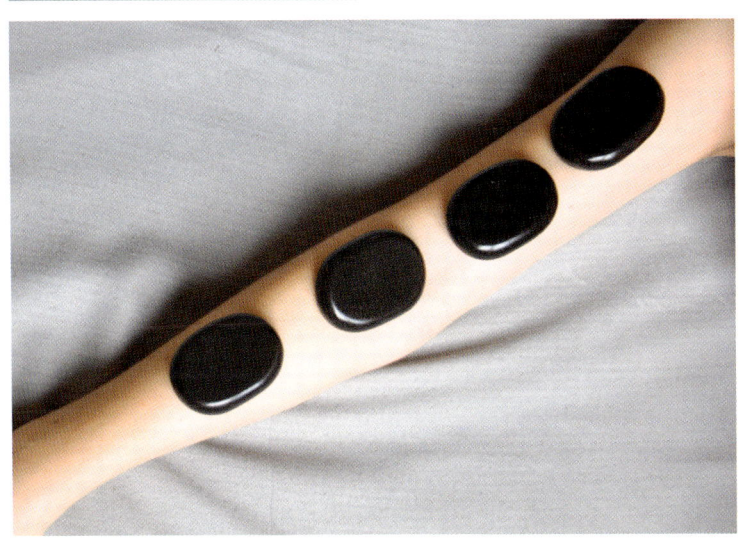

❹ Laissez agir la chaleur des pierres en les appliquant simplement, sans masser, sur les grands muscles.

Le cou et le visage

Asseyez-vous maintenant derrière la tête de votre partenaire. Étirez-vous, respirez à fond et bâillez. Le bien-être et la détente de celui ou celle qui donne le massage a aussi son importance.

1. Effleurez plusieurs fois les côtés du cou à l'aide de deux pierres chaudes.
2. Glissez-les ensuite sous les épaules et laissez-les là. Assurez-vous que votre partenaire n'en ressent aucune gêne.
3. Massez maintenant le visage à l'aide de deux nouvelles pierres, que vous choisirez tièdes plutôt que chaudes. Étendez l'huile avec parcimonie et veillez à ce qu'elle ne coule pas dans les yeux. En cas de couperose sur les joues ou le nez, évitez tout extrême de température ou forte pression dans ces zones.
4. Pratiquez des effleurements du menton vers les joues, autour des yeux, puis sur le front.
5. Terminez en utilisant deux pierres froides, une conclusion au massage du visage que la plupart des gens trouvent très agréable. Mais n'oubliez pas d'avertir votre partenaire que vous allez appliquer du froid sur sa peau.

LE POINT DE VUE DU CLIENT : ÉPAULES, NUQUE, VISAGE ET TÊTE.

Il me faut un moment pour réaliser qu'on me masse à l'aide de pierres. La sensation est délicieuse ! Si je ne savais pas ce qu'il en est, je jurerais que la praticienne a les mains très chaudes. J'ai des contractures douloureuses dans les épaules. C'est pour cela que je suis venue me faire soigner. Je me demande si les pierres me soulageront aussi efficacement qu'un massage classique. J'ai mal rien qu'en tournant la tête. Je sens des galets incroyablement lisses et chauds glisser sur les muscles crispés de ma nuque. La praticienne me tourne la tête encore davantage sur le côté. Aucune douleur. Chic, me dis-je ! Je vais pouvoir faire marche arrière en voiture sans devoir me fier exclusivement au rétroviseur !

On me dit de m'attendre à « de la fraîcheur ». Cela ne m'enchante guère. J'apprécie beaucoup la chaleur qui m'entoure et le froid ne me fait aucune envie. Mais là encore, la surprise est agréable. Quel délice que ces pierres froides ! Je sens mon sang qui circule. Il se passe quelque chose dans ma nuque et mes bras. Suis-je toujours allongée sur des pierres ? Je ne les sens plus. J'ai le sentiment de flotter à dix centimètres au-dessus de la table de massage. Comment se fait-il que des pierres froides dégagent une telle chaleur ? Il faudra que je pose la question tout à l'heure. Pour le moment, je suis trop détendue pour parler ou même penser. Sur mon visage, des pierres massent les muscles de ma mâchoire, que je sens très crispée. La minute d'après, la tension se relâche. Mes dents se desserrent !

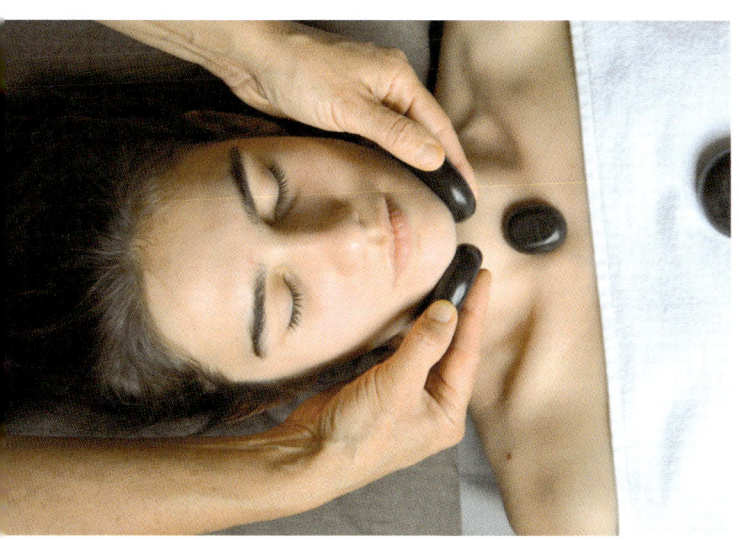

❹ Pratiquez des effleurements du menton vers les joues...

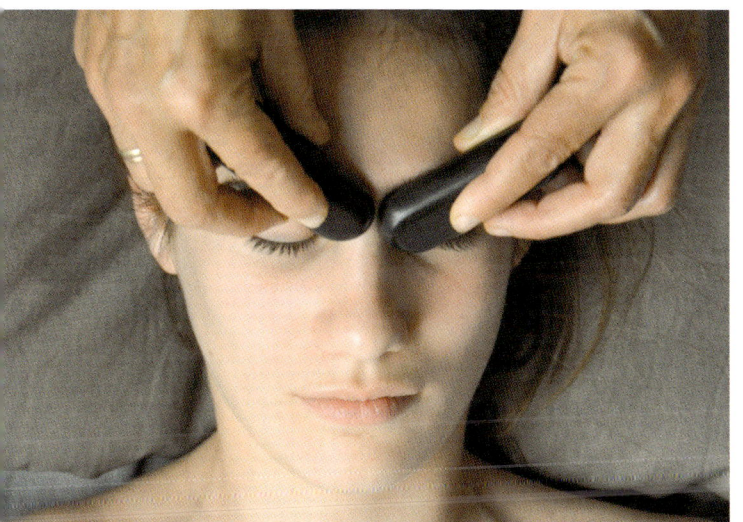

❹ *...autour des yeux...*

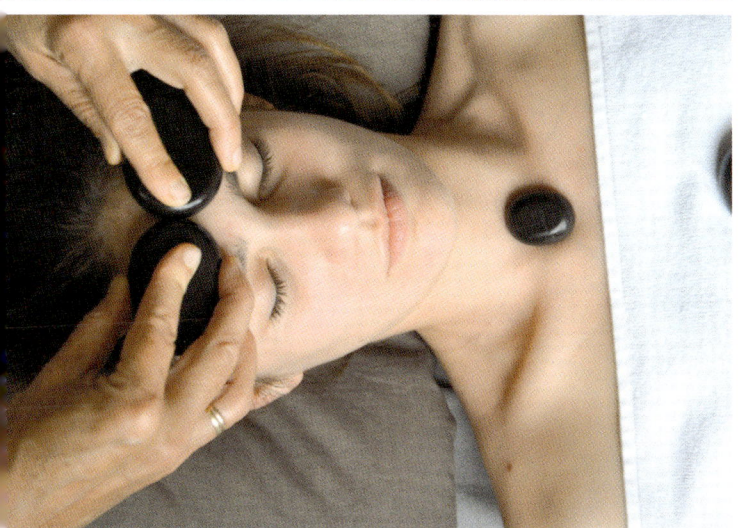

❹ *...puis sur le front.*

5 *Terminez en utilisant deux pierres froides. Commencez par le front...*

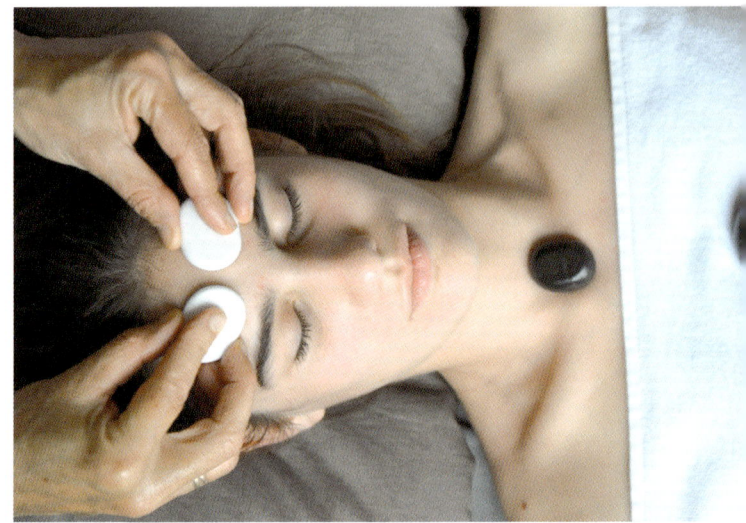

5 *...puis les joues...*

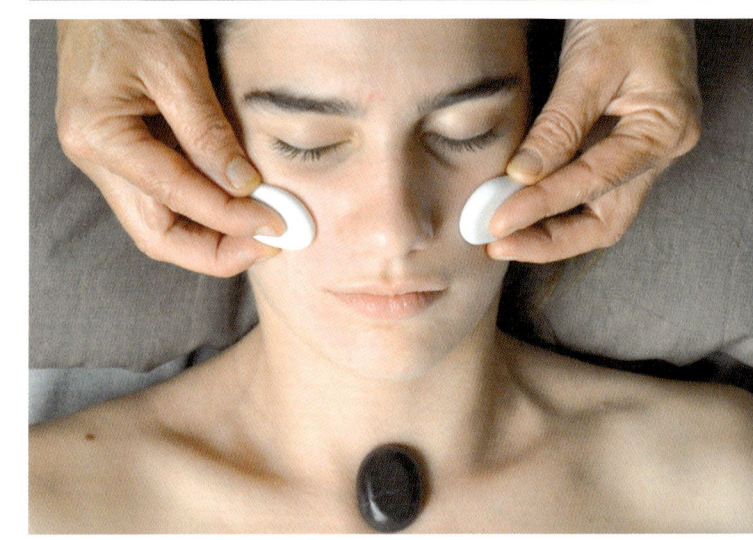

5 *..et enfin le menton. N'oubliez pas de passer églament autour des yeux.*

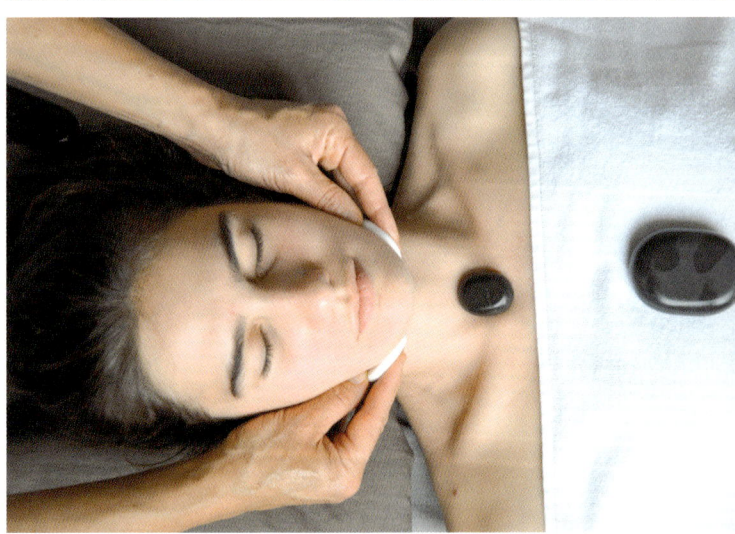

Terminer en douceur

En regardant votre montre, vous serez surpris de constater qu'il s'est déjà écoulé une heure. Recouvrez votre partenaire d'une couverture supplémentaire et laissez-le se reposer aussi longtemps qu'il le souhaite.

Profitez-en pour prendre soin de vous. Buvez une tasse de thé ou un verre d'eau, faites quelques étirements et respirez profondément. Pour vous détendre, vous aurez peut-être envie de prendre un bain chaud ou simplement de vous allonger, les jambes légèrement surélevées. Réjouissez-vous d'avance du massage que votre partenaire vous donnera le lendemain, car c'est seulement dans l'échange que le massage en couple peut fonctionner sur la durée.

Pour un couple, le massage réciproque est une belle façon de mieux se connaître. Vous en apprendrez beaucoup sur votre partenaire, sur votre relation, mais aussi sur vous même.

Et s'il s'endort ?

Une amie m'a avoué sa déception, car à peine allongé sur les pierres chaudes, son mari s'était mis à ronfler alors qu'elle le massait : « Moi, je me donne un mal fou, et lui, il s'endort ! ». Je lui ai rappelé qu'elle non plus ne manquait jamais de s'assoupir au bout de dix minutes lorsqu'elle se faisait soigner chez moi. Elle a compris alors qu'en fait, son mari lui avait fait, sans le vouloir, un beau compliment. En effet, le sommeil est la forme la plus profonde du relâchement.

Le massage de l'arrière du corps

Vous n'enchaînerez probablement pas le massage du dos après celui de l'avant du corps. Il en résulterait une séance trop longue, pour votre partenaire autant que pour vous-même. Réservez-lui cette gâterie pour un autre jour !

Une position confortable

Pendant le massage du dos, votre partenaire sera allongé sur le ventre. Ces quelques conseils lui assureront une position confortable :

1. Si votre partenaire est trop cambré, glissez-lui un coussin sous le ventre.
2. Posez sous ses pieds un gros coussin ou une couverture roulée.
3. Si votre partenaire garde la tête droite, placez-lui une serviette-éponge pliée sous le front ; s'il la tourne de côté, glissez dessous un petit coussin plat et changez régulièrement de côté pendant le massage pour éviter des raideurs dans la nuque.

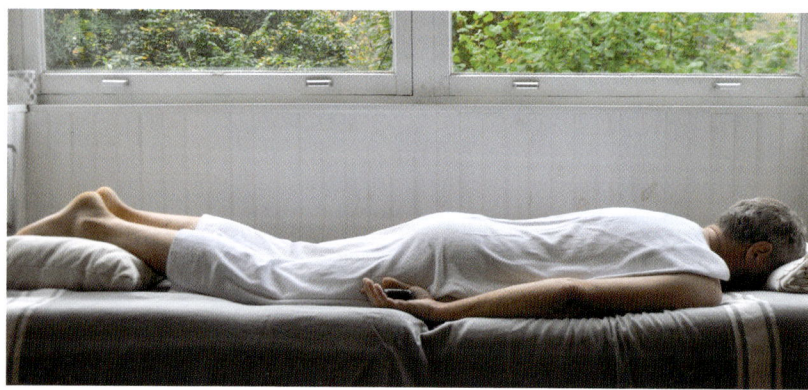

Assurez-vous que votre partenaire a suffisamment chaud pendant toute la durée du traitement.

LE MASSAGE À DEUX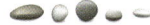

La bonne température

① Recouvrez votre partenaire d'un grand drap de bain.

② Posez-lui éventuellement une bouillotte sur les pieds pour les garder au chaud.

③ Au creux de chaque main, placez une pierre chaude… mais pas trop ! Des mains habituées aux travaux ménagers sont moins sensibles à la chaleur que celles qui passent leur temps à taper sur le clavier d'un ordinateur…

④ Si votre stock est suffisant, posez-lui quelques pierres chaudes sur le dos, de part et d'autre de la colonne vertébrale (jamais dessus !). Leur chaleur pénétrera dans la musculature dorsale.

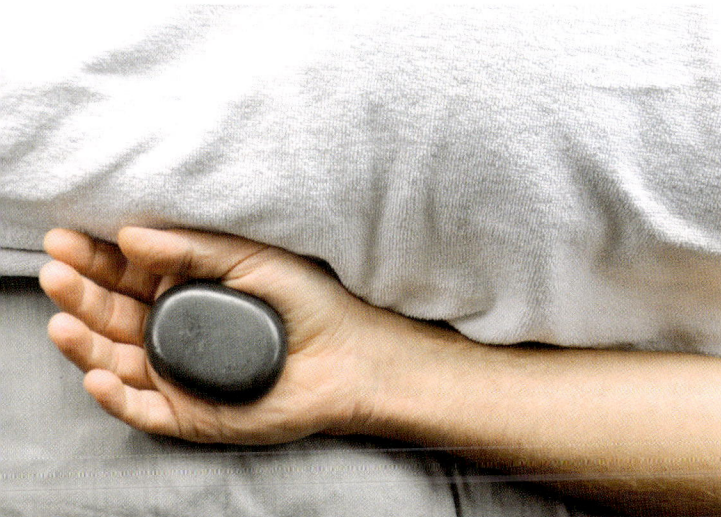

③ *Au creux de chaque main, placez une pierre chaude.*

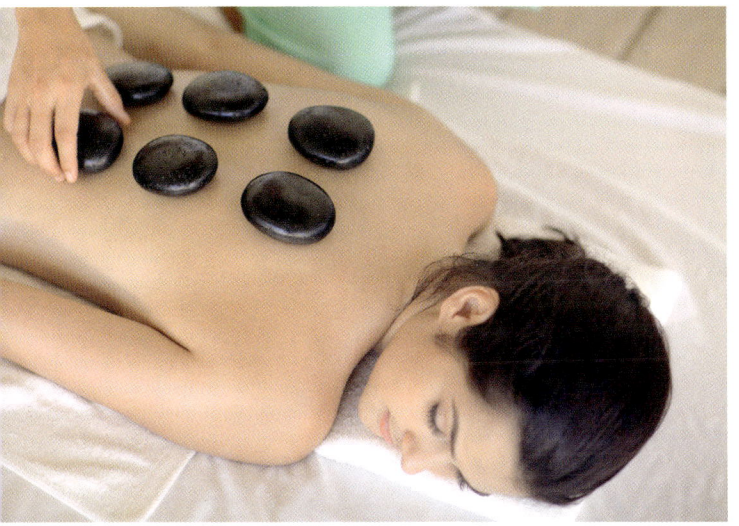

④ *Posez quelques pierres chaudes sur le dos, de part et d'autre de la colonne vertébrale.*

Les pieds

Asseyez-vous aux pieds de votre partenaire, sur un coussin.

① Enduisez-lui les pieds d'huile.

② Commencez le massage par des effleurements aux pierres chaudes. Pour habituer la peau à la chaleur, commencez par effleurer les plantes de pied.

③ Augmentez ensuite la pression et glissez tout le long du dessous du pied en appuyant avec un galet assez plat. Demandez à votre partenaire quel degré de pression vous pouvez appliquer.

④ Dès que la pierre tiédit, échangez-la pour une autre, en laissant éventuellement sous le pied de votre partenaire celle que vous venez d'utiliser. Demandez-lui régulièrement si la température est agréable.

ASTUCE : Certaines personnes sont très chatouilleuses quand on leur masse les pieds à la main, mais on rencontre rarement le même problème avec les pierres. Cependant, si votre partenaire craint trop les chatouilles, ne lui imposez pas un massage des pieds. Votre but est de lui procurer du plaisir, après tout !

Les jambes

⑤ Huilez toute la jambe, de la cheville à la hanche.

⑥ Faites glisser deux pierres chaudes tout le long, du pied au pli de la fesse.

⑦ L'arrière de la jambe supporte bien la pression : n'hésitez donc pas à appuyer en utilisant le poids de votre propre corps, sauf au creux du genou, qui est une zone plus sensible.

⑧ Les grands muscles de la cuisse réagissent très bien au tapotement : posez un galet plat sur la peau et frappez-le légèrement à l'aide d'une autre pierre.

⑨ Surtout, veillez à ne pas masser ni appliquer de chaleur sur des varices. En cas de doute, renoncez au massage des jambes et passez directement au dos.

⑩ Pour éviter que votre partenaire ne se refroidisse, pensez toujours à recouvrir la partie du corps que vous venez de traiter, comme vous l'avez fait pour l'avant du corps.

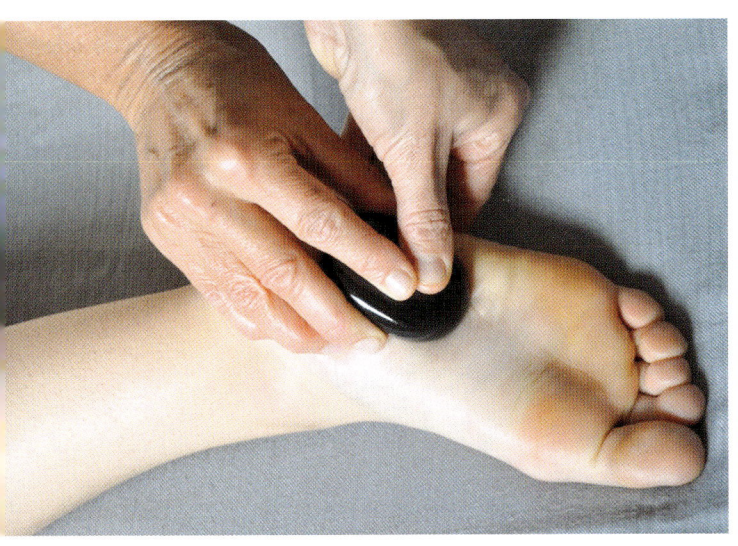

❷ Commencez le massage en effleurant la plante des pieds.

❸ Augmentez ensuite la pression et glissez tout le long du dessous du pied en appuyant avec un galet assez plat.

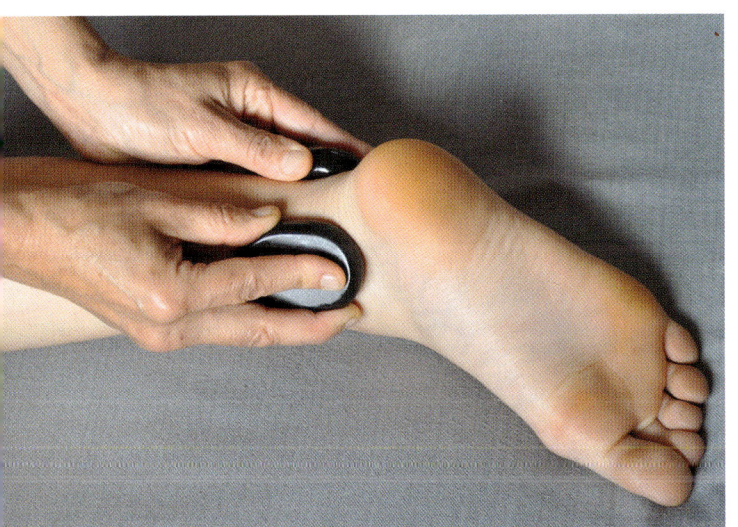

❻ Faites glisser deux pierres chaudes tout le long de la jambe : du pied au pli de la fesse.

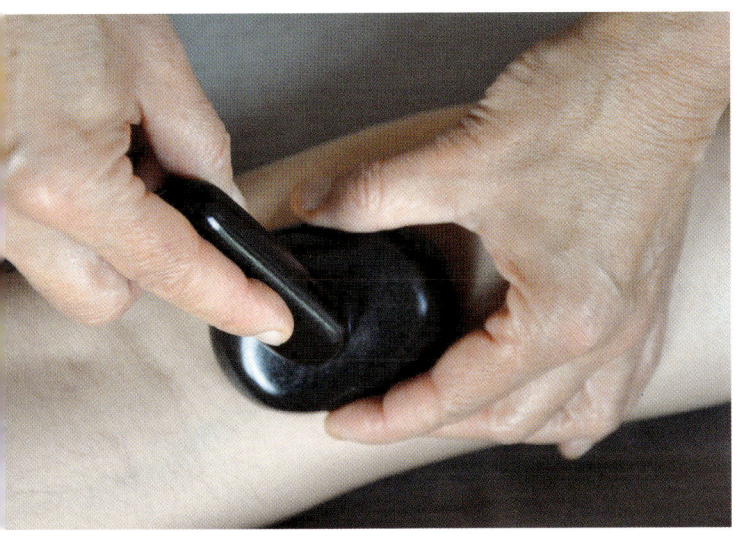

❽ Les grands muscles de la cuisse réagissent très bien au tapotement : posez un galet plat sur la peau et frappez-le légèrement à l'aide d'une autre pierre.

La préparation du massage du dos

Les grands muscles puissants du dos travaillent dur : ce sont eux qui assurent la position debout, toute la journée.

1. Si vous avez disposé des pierres sur le dos de votre partenaire, enlevez-les à présent, l'une après l'autre. À chaque fois que vous retirez une pierre chauffée, posez brièvement votre main libre sur la peau à l'endroit où elle se trouvait. Retirer une pierre brutalement provoque un effet d'autant plus désagréable qu'elle est restée longtemps en place.

2. On peut poser une grosse pierre sous le sacrum, c'est-à-dire à l'extrémité inférieure de la colonne vertébrale, et l'y laisser diffuser sa chaleur pendant tout le massage. La sensation qu'elle procure est généralement perçue comme fort agréable et sa présence ne gêne en rien le massage du dos.

3. Huilez maintenant le dos de votre partenaire. Pour cela, posez les mains à plat sur la peau et caressez lentement toute la surface du dos pour répartir l'huile uniformément. Passez aussi sur les flancs et sur l'arrière des bras.

ASTUCE : Au cours du massage, remettez régulièrement les pierres à chauffer dans le récipient d'eau chaude, pour ne pas vous retrouver à court de « petites masseuses ». Si nécessaire, ajoutez de l'eau chaude dans le récipient.

Le massage du dos

4. Commencez par effleurer tout le dos à l'aide de deux pierres chaudes. En évitant tout contact direct avec la colonne vertébrale, massez les grands muscles érecteurs du rachis, situés de part et d'autre.

5. Si vous êtes installé derrière la tête de votre partenaire, partez de la nuque et faites glisser les pierres jusque vers le bas du dos.

6. Appuyez en vous aidant du poids de votre corps, de manière à ne pas trop solliciter votre propre dos et à ne pas vous crisper. Remplacez les pierres lorsqu'elles ne sont plus assez chaudes.

7. Pour savoir si le dos de votre partenaire se réchauffe, tâtez-le de temps en temps du revers de la main, car la réaction de la peau — une coloration rosée — se distingue difficilement lorsque la lumière est tamisée.

① Enlevez à présent les pierres précédemment disposé sur le dos. À chaque fois que vous retirez une pierre chauffée, posez brièvement votre main libre sur la peau à l'endroit où elle se trouvait.

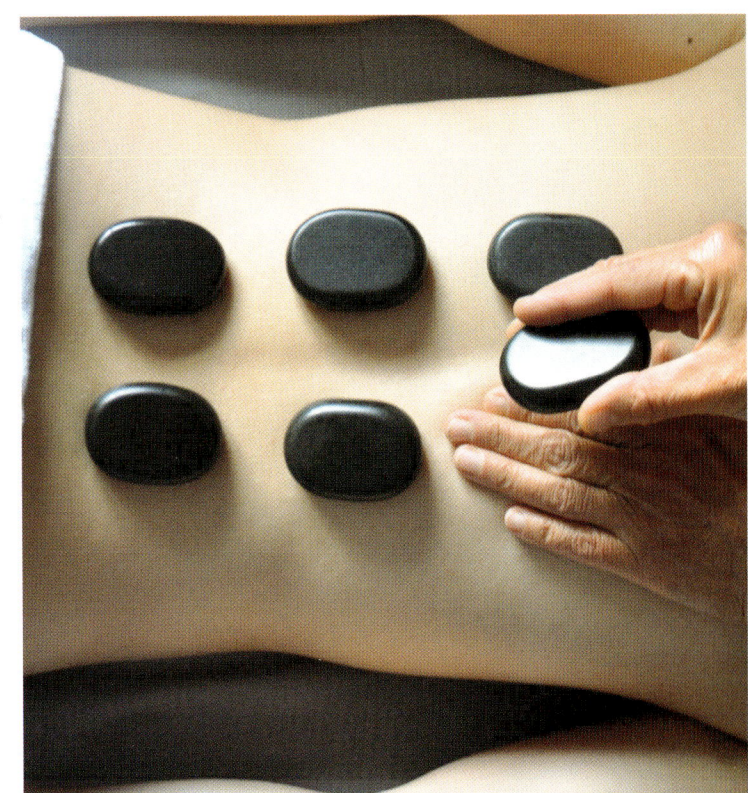

② Posez une grosse pierre sous le sacrum, c'est-à-dire à l'extrémité inférieure de la colonne vertébrale.

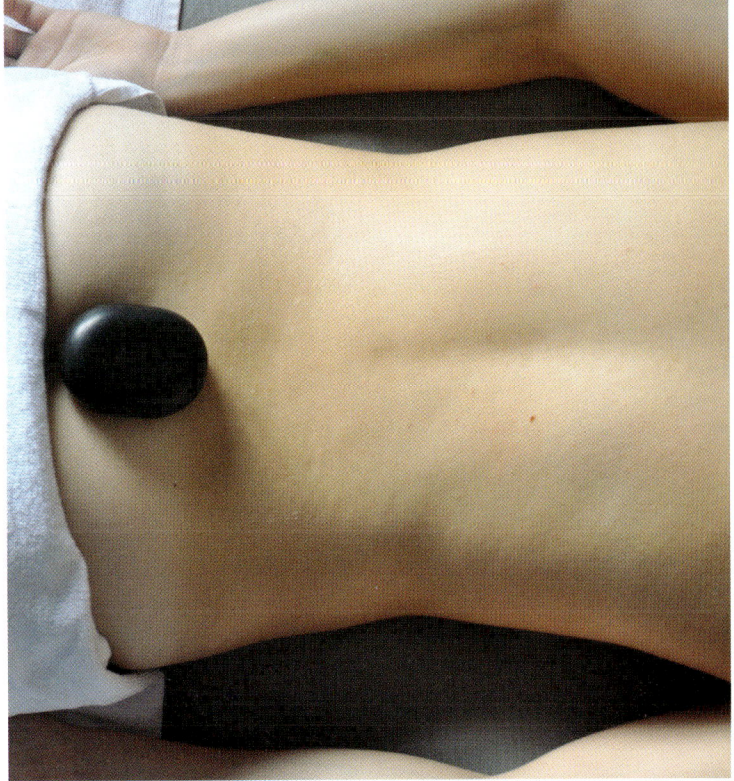

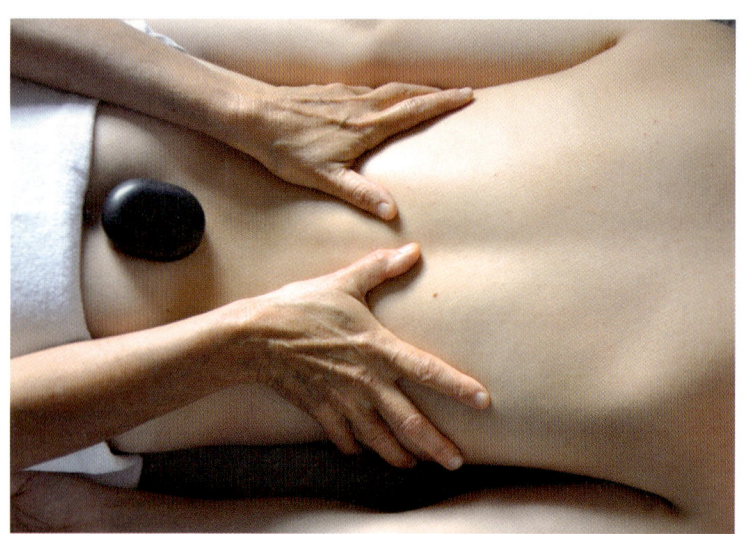

❸ *Huilez maintenant le dos de votre partenaire.*

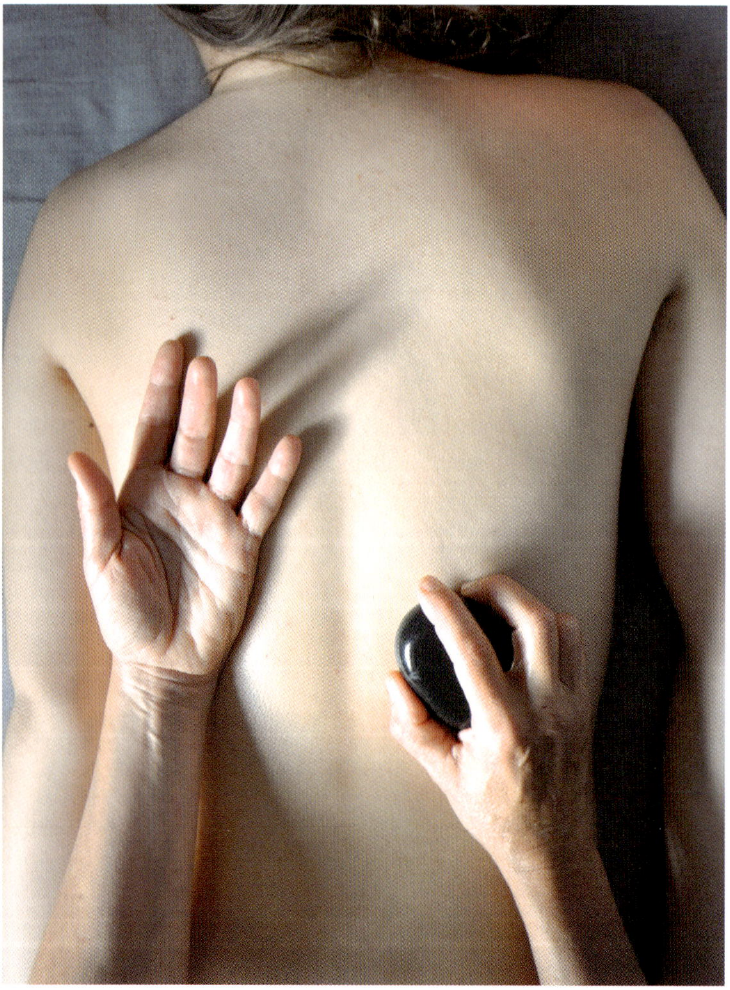

❼ *Pour savoir si le dos de votre partenaire se réchauffe, tâtez-le de temps en temps du revers de la main.*

LE MASSAGE À DEUX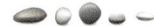

Les contractures musculaires

1. Recherchez les zones contractées, voire douloureuses, du dos et de la nuque de votre partenaire. Explorez tout ce secteur lentement, du bout des doigts : votre partenaire vous signalera ses points sensibles. La plupart du temps, les contractures se situent dans la région du cou et des épaules et entre les omoplates. Il peut aussi exister des tensions au bas du dos, dans la région du sacrum et des lombaires.

2. Appliquez sur ces zones une pierre bien chaude en augmentant progressivement la pression. Mais pensez toujours à demander à votre partenaire si la sensation éprouvée reste agréable.

> **ASTUCE :** Le massage des grands muscles du dos n'a rien de compliqué : la tâche est à la portée des masseurs débutants. Cependant, en présence de contractures chroniques, il vaut mieux envisager de consulter un praticien professionnel.

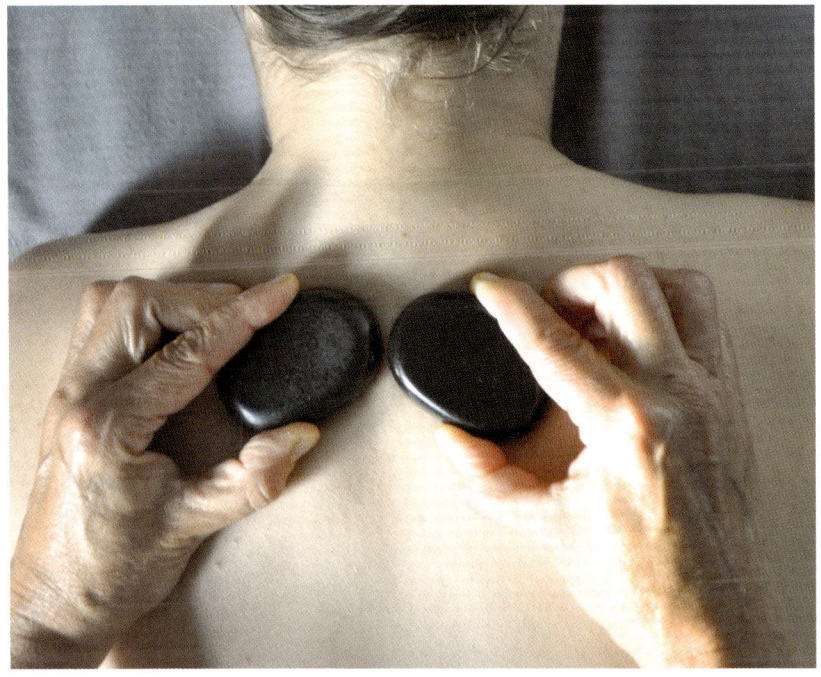

2. *Appliquez sur les zones contractées une pierre bien chaude en augmentant progressivement la pression.*

Tout doux, le froid !

Une fois que la zone affectée est bien réchauffée vient le moment d'utiliser une pierre fraîche.

- **3** Prenez une pierre froide au creux de la paume, posez d'abord le dos de la main sur l'endroit où les muscles sont contractés, puis demandez à votre partenaire d'inspirer profondément et prévenez-le que vous allez appliquer du froid. À condition qu'il se concentre en même temps sur une lente expiration, votre partenaire percevra comme agréable la fraîcheur de ce contact.
- **4** Évitez de pratiquer de larges effleurements avec les pierres froides. Restez plutôt en place sur le muscle douloureux en augmentant lentement la pression.
- **5** Au bout de cinq à six respirations, retirez la pierre froide et appliquez à la place deux pierres chaudes.
- **6** En tâtant du revers de la main, observez le changement de température de la peau. Vous pouvez répéter plusieurs fois cette alternance de chaud et de froid.
- **7** Palpez régulièrement la zone du bout des doigts : vous sentirez bientôt les tensions se dénouer.
- **8** Pour finir, pratiquez à nouveau des effleurements tout le long du dos à l'aide de deux pierres chaudes.
- **9** Recouvrez ensuite votre partenaire et laissez-le se reposer aussi longtemps qu'il le souhaite.

LE FROID : Il n'y a pas grand-chose de plus désagréable que le contact brutal et sans avertissement d'une pierre froide sur la peau, au beau milieu d'un massage relaxant. Ne l'imposez donc pas à votre partenaire ! D'ailleurs, souvenez-vous qu'il est armé : il a une pierre dans chaque main ! Même si cela surprend la plupart des gens, le contact d'une pierre fraîche sur la peau chauffée peut être très agréable.

Le repos consécutif au massage

Bien entendu, il n'est pas recommandé de quitter brutalement l'état de relaxation profonde induit par le massage aux pierres pour se replonger aussitôt dans le quotidien. Après le massage, n'oubliez pas de boire un grand verre d'eau pour vous nettoyer. Ceci vaut aussi pour votre partenaire.

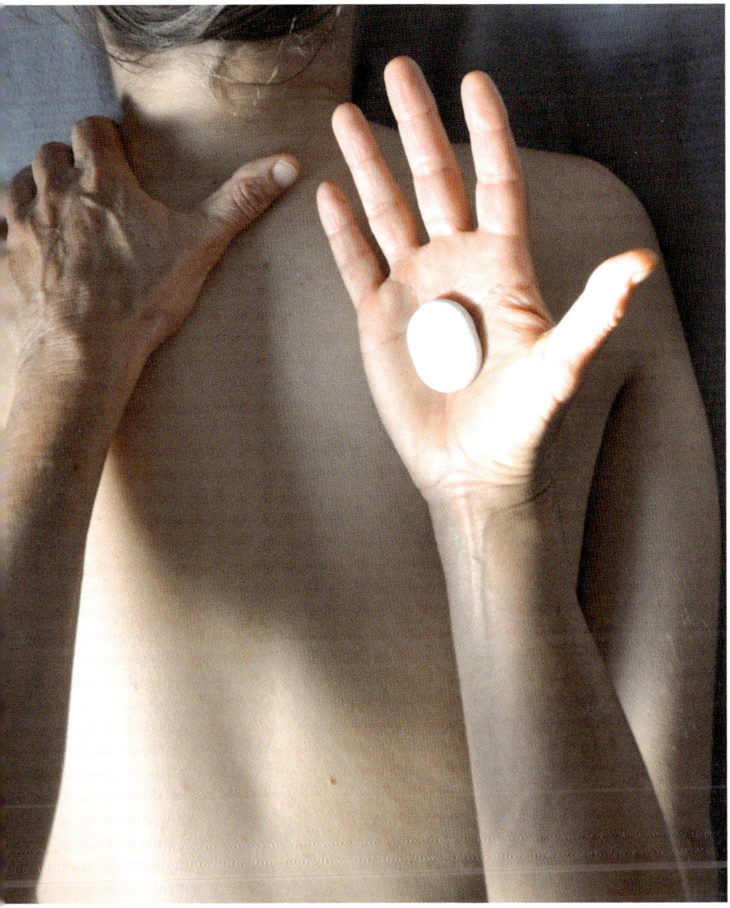

LE MASSAGE À DEUX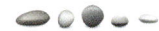

❸ Prenez une pierre froide au creux de la paume, posez d'abord le dos de la main sur l'endroit à traiter puis posez la pierre en simultanée avec une lente expiration.

❺ Au bout de cinq à six respirations, retirez la pierre froide et appliquez à la place deux pierres chaudes.

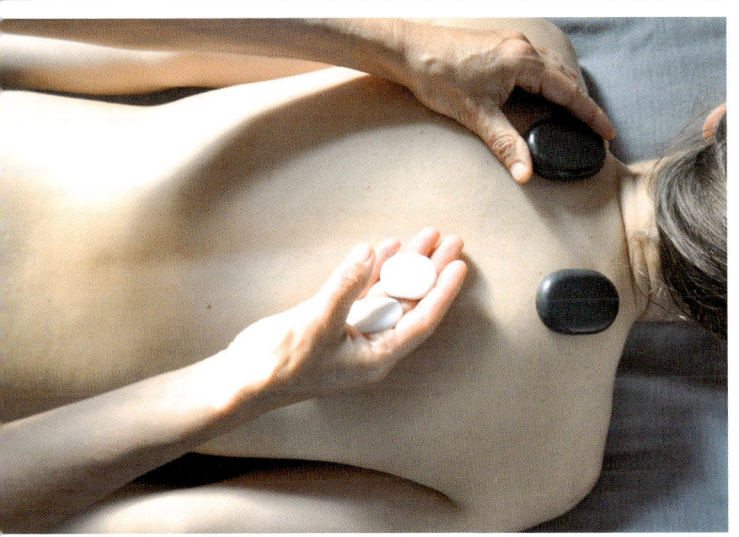

POUR ALLER PLUS LOIN : UN PEU DE THÉORIE

Masser avec des pierres

On faisait autrefois usage de pierres pour le massage dans diverses cultures. Mais ce savoir s'était perdu en grande partie, et il a fallu le redécouvrir. C'est ainsi que la thérapie LaStone, une méthode de massage aujourd'hui réputée, a été développée de manière tout à fait intuitive.

LA MISE AU POINT DE LA THÉRAPIE

La méthode de massage aux pierres la plus connue de nos jours est la thérapie *LaStone*, mise au point par Mary Nelson. C'est sur cette approche thérapeutique que se base l'essentiel mon travail.

LE PLAISIR À L'ÉTAT PUR

Mon tout premier contact avec le massage aux pierres et la thermothérapie date de 1997. J'acceptais alors l'invitation d'une collègue et amie, Patricia Warne — la conseillère de Mary Nelson en matière de thermothérapie — à me rendre au Colorado. Elle me promettait de m'y faire découvrir quelque chose qui bouleverserait complètement ma vie. Dix ans ont passé depuis, mais je n'ai rien oublié des sensations que m'ont procurées ce jour-là les pierres de marbre et de basalte que Patricia avait disposées, par ordre de taille et de forme, sur sa table de massage. Immédiatement conquise, j'ai éprouvé un profond respect pour leur pouvoir et j'ai su que j'étais arrivée au but.

Patricia dispensa ensuite à mon amie Marianne un massage intégral. Je l'observai, fascinée par la légèreté et l'élégance de la véritable danse qu'elle exécutait autour de la table de massage, les pierres à la main. Après le soin, j'assaillis Marianne de questions, auxquelles elle ne répondit qu'en souriant béatement et en secouant la tête : « Je suis incapable de t'expliquer ce que j'ai ressenti ! Il faut que tu fasses ta propre expérience. »

Elle avait raison : je le compris en m'allongeant moi-même sur la table de massage. Sous mon dos, des pierres plates de températures variées, sur mon corps, des pierres chakras précisément disposées et une pierre chaude au creux de chaque main, j'étais déjà complètement détendue et en route pour le septième ciel. Mais lorsque je sentis des pierres glisser sur ma peau et toutes les tensions quitter mon corps, j'entrai dans un état de transe. Toute ma détermination à bien mémoriser chacun des gestes de Patricia s'envola... Lorsque je revins à moi et que je repris conscience de mon corps, j'étais seule sur la table de massage.

POUR ALLER PLUS LOIN : UN PEU DE THÉORIE

J'avais dû avoir eu un moment d'absence. J'avais compris qu'effectivement, ce type de soin est indescriptible.

Mon euphorie se prolongea toute la journée et à plusieurs reprises, je me surpris à m'asseoir dans un coin, une pierre dans la main, à en caresser la surface lisse pour la laisser agir en moi et m'entretenir avec elle. J'étais conquise et j'avais très envie d'en savoir davantage.

> *Le massage aux pierres est difficile à décrire : il faut en faire l'expérience soi-même pour comprendre.*

Mary Nelson,
créatrice de la thérapie LaStone

Après sa formation en kinésithérapie, Mary Nelson travaillait à Tucson (Arizona), dans un centre de remise en forme avec sauna. La plupart de ses clients venaient se faire soigner pour des traumatismes sportifs. Lors d'une sortie en rollers avec sa fille au début des années quatre-vingt-dix, elle fit une chute et se blessa à l'épaule droite. Ses tendons, ligaments et muscles abîmés la faisaient beaucoup souffrir lors des soins qu'elle prodiguait à ses clients.

Vers la fin d'une journée de travail, elle s'installa dans la salle de sauna, au sous-sol, pour discuter avec sa dernière cliente, car en fait c'était la pièce la plus fraîche de la maison.

Tout en parlant, elle réfléchissait à la manière d'effectuer l'ultime massage de sa journée sans trop en souffrir elle-même.

Lorsque son regard se posa sur les galets de basalte du poêle de sauna éteint, elle eut l'idée d'en emporter quelques-uns dans la salle de massage. Elle en déposa deux à réchauffer dans une infusion de gingembre encore chaude et s'en servit pour masser les épaules et le cou de sa cliente. Elle parvint ainsi à travailler presque sans en ressentir de gêne. Quant à sa cliente, qui ne s'était même pas aperçue qu'on l'avait massée à l'aide de pierres, elle déclara n'avoir jamais éprouvé une telle détente lors d'un massage.

> *L'utilisation des pierres lors d'un massage soulage le praticien tout en présentant de nombreux avantages pour le client.*

Les autres aspects de la thérapie

Le lendemain, Mary mit tous les galets du poêle de sauna à tremper dans de l'eau chaude et elle s'en servit du matin au soir pour masser ses clients. Leurs réactions positives l'encouragèrent à poursuivre l'expérience. Plus d'une fois, on la complimenta sur le contact agréable de ses mains chaudes et douces. Elle sourit en elle-même... Avec l'aide de Patricia Warne, l'amie mentionnée plus haut, Mary développa des techniques additionnelles pour cette nouvelle méthode thérapeutique : la disposition des pierres le long de la colonne vertébrale, que nous évoquerons plus tard, et le travail de l'énergie. Patricia introduisit l'utilisation d'éléments rafraîchissants, inspirée par sa formation en hydrothérapie à l'institut Sebastian-Kneipp, à Bad Wörishofen, en Bavière. Sans cesse encouragées par les commentaires euphoriques de leurs collègues et de leurs clients, les deux jeunes femmes continuèrent à enrichir leur pratique.

Mary cherchait un nom pour sa thérapie : elle le trouva à l'aide de la méditation. Sa méthode s'appellerait la thérapie « *LaStone* ».

Nos échanges à l'Institut Kneipp

Mary se rendit à l'institut Sebastian-Kneipp en 1992 pour y suivre une formation en hydrothérapie. C'est à cette occasion que je fis sa connaissance. Je lui enseignai les bases de la thermothérapie et en échange, elle me transmit son savoir sur les pierres. Ma fascination grandissait de jour en jour. Elle me suggéra d'inclure les pierres dans ma pratique : avec enthousiasme, je décidai de tenter l'expérience.

Les commentaires dithyrambiques de mes patients — pour une méthode de massage pourtant encore inconnue en Europe à l'époque — m'incitèrent à continuer dans cette voie. Mary me proposa alors d'enseigner la thérapie *LaStone* dans les pays de la sphère germanique. Je repensai à la phrase de Patricia : « Les pierres vont te changer la vie ». Après avoir pris le temps de la réflexion, j'acceptai d'organiser des cours de thérapie *LaStone* destinés aux professionnels de santé. J'avais lancé la première pierre, en quelque sorte, et ma vie allait changer du tout au tout.

Mes premières expériences favorables

Je me mis à intégrer l'utilisation de pierres — chaudes pour le basalte, froides pour le marbre — dans des séances de massage classique. Toujours friands de nouvelles expériences, mes patients me servaient volontiers de cobayes et ils ne tarissaient pas d'éloges sur cette nouvelle méthode. Une des manifestations de leur enthousiasme fut un afflux de pierres, venues de tous côtés. Tellement que

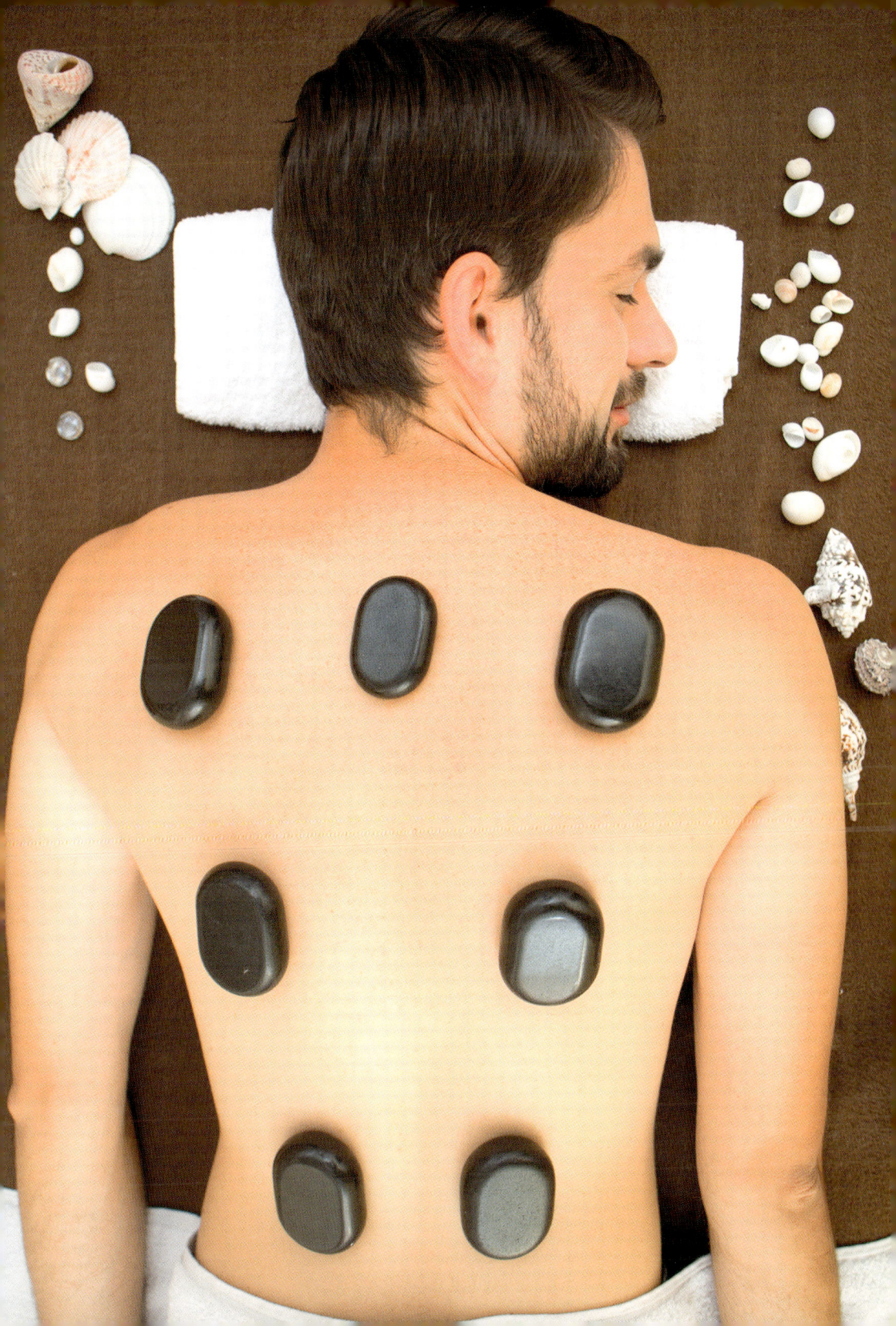

je me sentis bientôt submergée. C'est alors que je commençai à en faire cadeau, car finalement les pierres ne sont la propriété de personne en particulier. Un véritable trafic de pierres s'établit entre mes patients : « Essayez donc ce galet, contre vos maux de tête ! »... Deux d'entre eux rapportèrent même de vacances leurs propres pierres de massage, qu'ils me demandèrent d'utiliser dorénavant pour les soigner.

Entre temps, mes patients ne cessaient de me chanter les louanges des pierres : les massages leur paraissaient plus intenses, plus efficaces et ils disaient éprouver à leur contact une sensation de bien-être, voire de sécurité. Cette dernière remarque me réjouissait tout particulièrement, car c'était exactement ce que j'avais ressenti moi-même avec tant de force lors de mon premier massage aux mains de Patricia.

Une chaleur bienfaisante

C'est vers la fin de l'automne que je commençai à introduire les pierres dans ma pratique. La réaction de mes patients fut unanime : elles leur communiquaient une chaleur durable, ils n'avaient pratiquement plus froid aux pieds et supportaient beaucoup mieux les températures hivernales. Je ne pouvais que confirmer cette impression, car comme je passais mes journées avec des pierres chaudes en main, je profitais moi aussi de leurs bienfaits. Mes patients m'affirmaient qu'ils souffraient moins fréquemment de refroidissements, ce qui confirmait les propriétés stimulantes de la chaleur et des pierres sur le système immunitaire.

Si l'on veut que la thérapie soit efficace et exempte d'effets secondaires désagréables, il convient de bien doser la durée et l'intensité du massage.

Une agréable fraîcheur

Au printemps, avec le retour des beaux jours, je me dis que la chaleur apportée par les pierres risquait d'incommoder mes patients. Heureusement que les pierres froides, que j'avais un peu négligées pendant l'hiver, ont aussi leur place dans la thérapie. Lorsqu'un patient arrivait pour un massage tout échauffé et se plaignant des températures estivales, je commençais par lui appliquer des pierres froides sur le chakra du cœur et sur les mains. Il ne tardait pas à se sentir mieux et nous pouvions alors passer au traitement proprement dit.

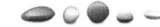

Progressivement, j'appris à déterminer d'instinct la température qui serait bénéfique à chaque patient, en fonction de plusieurs facteurs : sa constitution, sa forme physique du jour, ses problèmes de santé actuels, mais aussi son sexe et sa corpulence. Les besoins d'une même personne en matière de température et de traitement varient d'ailleurs d'un jour à l'autre. Il est essentiel de savoir apprécier son état du moment.

> *L'aide des clients a été précieuse pour mettre au point le massage Hot Stones, tel qu'il est aujourd'hui pratiqué avec des résultats probants.*

Un « journal de bord de la douleur »

L'une de mes patientes se mit spontanément à tenir un « journal de bord de la douleur ». Cette initiative m'aida beaucoup à mettre au point une séquence thérapeutique adaptée à son cas. Elle consignait dans un cahier toutes les réactions consécutives à la séance de massage. Lorsqu'elle rapportait qu'elle avait souffert de maux de tête ou qu'elle n'avait pas pu dormir d'une traite, cela m'indiquait que j'avais probablement forcé la dose. Lors de la séance suivante, je diminuais donc l'intensité des stimuli. Mon travail avec cette patiente me permit aussi de comprendre que la durée du traitement est un facteur déterminant. Que l'on soit exposé aux stimuli induits par les variations de température et par le massage pendant une heure ou seulement une demi-heure, cela fait une différence.

Ce travail me faisait du bien, à moi aussi.

Je sentais que je profitais moi aussi, en tant que praticienne, des bienfaits du traitement : mes mains, malmenées depuis des années lors des massages classiques, ne me faisaient plus souffrir ! Maintenir simplement des pierres chaudes — ou froides, à l'occasion — leur apportait détente et soulagement.

J'appréciais aussi de quitter ma posture statique à la table de massage. Mes jambes étaient sans cesse en mouvement, à présent. À la fin d'une journée de travail, au lieu de me sentir, comme avant, épuisée et juste bonne à aller me coucher, j'étais pleine d'énergie. Les pathologies professionnelles courantes dans mon métier n'étaient plus pour moi qu'un mauvais souvenir.

Travailler avec des pierres à la main me plaisait chaque jour davantage, en fait. Si j'avais été perturbée au début par le fait d'interposer un corps étranger entre le patient et moi-même, ce sentiment disparut rapidement. J'expérimentai sur mes patients, et avec leur collaboration, diverses techniques que j'avais observées chez Patricia. Mon enthousiasme devait être communicatif, car mes clients — surtout ceux qui se plaignaient de douleurs — m'encourageaient sans cesse à faire des essais sur eux. Pendant ma période d'apprentissage, leurs commentaires me furent précieux et je leur en suis très reconnaissante.

Beaucoup de retours positifs

Les réactions positives rencontrées dès le début par le massage aux pierres ont contribué à en faire une thérapie efficace, à même de cibler avec précision des problèmes particuliers.

Envolé, le mal de tête !

Une patiente en traitement depuis des années pour une cervicalgie récurrente accompagnée de céphalées fut absolument ravie de voir son mal de tête s'envoler sous mes mains, dès son premier massage aux pierres. J'avais principalement utilisé des galets de marbre froids. Elle m'en emprunta quelques-uns qu'elle rapporta lors de la séance suivante, mais en précisant à peine m'avait-elle saluée, qu'elle ne me les rendrait jamais car elle en était tombée amoureuse... Je me réjouis de cet excellent résultat, mais depuis je réfléchis bien avant de confier des pierres à quelqu'un, car moi aussi j'ai mes petits chouchous !

Un tennis-elbow très enflammé

Un médecin de mes amis m'avait envoyé l'une de ses patientes, précisant dans son message : « J'espère que tes pierres magiques feront leur effet sur cette femme dont la douleur résiste à tout traitement et qui refuse de mettre son bras au repos ». Lorsque la patiente arriva, je compris tout de suite ce qui l'empêchait de ménager son bras : elle avait amené avec elles ses deux petites jumelles pleines de vie, âgées de trois ans. J'installai les fillettes dans le coin-jeux réservé aux enfants, et je leur donnai un saladier rempli de galets. Pendant longtemps, nous n'entendîmes que le léger cliquetis des pierres. Les deux petites étaient très absorbées par leurs nouveaux jouets.

Avec la mère, ce ne fut pas aussi simple. Elle avait le coude droit très enflammé, sensible à la moindre pression. Elle exprima d'abord son ressentiment contre les divers médecins et thérapeutes qu'elle avait consultés en vain, puis elle exigea de ma part une garantie de résultat. Je m'y refusai, précisant qu'en outre, je ne consentirais à m'occuper d'elle qu'à la condition qu'elle participe activement au traitement. Ne sachant pas à quel saint se vouer, elle accepta et je commençai par lui entourer le coude de pierres froides. Pendant les quarante minutes

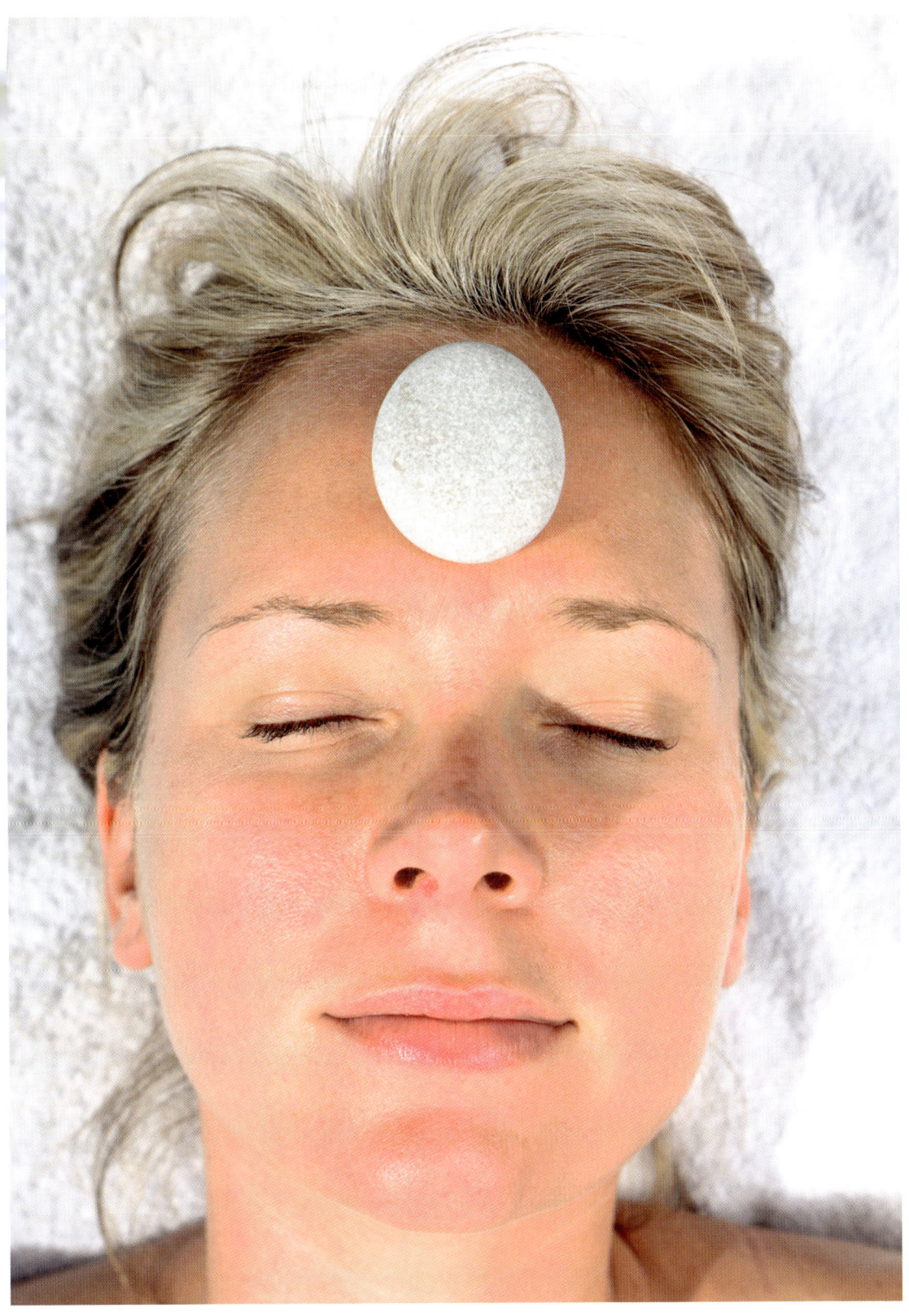

suivantes, elle ne cessa de ronchonner et je me dis qu'elle allait sans doute me donner du fil à retordre... Je me mis à travailler sur sa colonne cervicale et cela lui déplut : « Ce n'est pas là que j'ai mal ! » Les pierres froides étaient trop froides : « À quoi ça sert ? » Seuls les galets de basalte chauds trouvèrent grâce à ses yeux. Après cette première séance assez pénible pour mes nerfs, je lui rappelais fermement mes instructions : consigner par écrit toutes ses réactions au massage et acheter un grand pot de fromage blanc pour se confectionner des emplâtres comme je le lui avais montré. À son départ, je poussai un profond soupir de soulagement.

Ma surprise fut de taille lorsqu'elle se présenta au rendez-vous suivant munie d'un cahier d'écolier où elle avait effectivement noté très précisément la fréquence à laquelle elle avait posé des emplâtres et ce qu'elle avait ressenti au niveau de son coude malade, en mouvement et repos, le jour et la nuit. L'inflammation avait diminué, ce qui me permit de travailler sur son bras. Elle ne se plaignit pas une seule fois, respirant comme je le lui indiquai et se concentrant sur le traitement. Je la vis sourire pour la première fois lors de son troisième rendez-vous, lorsqu'elle me serra chaleureusement la main en me disant qu'elle avait retrouvé l'espoir. En six séances, elle était débarrassée de sa douleur — et depuis six ans, elle est devenue une amie.

L'aide des clients a été précieuse pour mettre au point le massage Hot Stones, tel qu'il est aujourd'hui pratiqué avec des résultats probants.

Une escapade

Mes patients disent souvent que pour eux, un massage aux pierres est une sorte de voyage, auquel ils associent toutes sortes de sentiments agréables. Ainsi, j'ai beaucoup de clients qui viennent régulièrement me voir même s'ils n'ont mal nulle part : juste pour s'offrir une escapade, se faire du bien, se recharger en énergie et affronter plus sereinement le quotidien.

La formation des praticiens en thérapie *LaStone*

Pendant presque une année, j'expérimentai alors la méthode LaStone sur mes patients et sur moi-même. Lors d'un séjour aux États-Unis, je me perfectionnai auprès de Mary Nelson et de plusieurs formateurs en Thérapie LaStone. Mary finit par me persuader de devenir à mon tour formatrice et de prendre en charge la diffusion de sa méthode dans la sphère germanique.

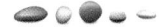

C'est ainsi qu'en 1997, je lançai les premières formations à la thérapie LaStone en langue allemande. Au fil du temps, je ne cessai de développer de nouvelles techniques d'utilisation des pierres et de progresser au contact des participants. Chacun d'eux m'apportait des expériences, des hypothèses ou des idées nouvelles. Aujourd'hui encore, dix ans plus tard, toute session de formation représente pour moi à la fois un défi et une opportunité d'en apprendre davantage.

Aux praticiens qui souhaitaient devenir eux-mêmes formateurs, Mary Nelson se mit bientôt à recommander instamment d'aller se former à l'hydrothérapie en Allemagne. Car en fait, les principes sur lesquels repose le traitement sont ceux de la géothermothérapie. Si l'on veut pouvoir réaliser un massage efficace avec des pierres chaudes et froides, il est donc impératif de comprendre comment fonctionne la régulation de la chaleur par le corps humain.

> *Au début, certains clients ont du mal à croire que les pierres vont les soulager de leurs douleurs… Ils sont d'autant plus ravis d'être détrompés !*

Chaleur et froid

Chacun ressent la température ambiante de manière différente : nous en avons tous fait l'expérience. Dans une même pièce, une personne trouvera qu'il fait beaucoup trop chaud tandis qu'une autre se plaindra du froid. Par delà les perceptions individuelles, il existe cependant quelques principes fondamentaux qui s'appliquent à tout un chacun. Pour comprendre ce qui se passe dans notre corps lors d'un traitement thermique, il nous faut faire une courte incursion dans le domaine de la physique.

LA CHALEUR EN PHYSIQUE

La notion de « froid » n'existe pas en physique : on parle d'« absence de chaleur ». Ceci nous semble aller à l'encontre du bon sens, car nous faisons bien la différence entre la sensation — qui peut être plus ou moins agréable — de la chaleur et celle du froid. Mais nous percevons les différences de température par l'intermédiaire de nos sens, alors que pour la physique, il s'agit d'états énergétiques.

La chaleur : une forme d'énergie

La température mesure l'état de chaleur d'un corps. Elle est couplée à la vibration de particules élémentaires. À -273,15 °C (ou zéro Kelvin), qui est la température la plus basse possible, les atomes cessent de s'agiter. Lorsque la température s'élève, les particules élémentaires se remettent à vibrer.

Voici un principe de base de la thermodynamique : « Lors de l'entrée en contact de deux corps de températures différentes, celles-ci tendent à s'équilibrer, c'est-à-dire que la chaleur quitte l'endroit où la concentration est la plus forte pour aller vers l'endroit où elle est la plus faible. » La caractéristique essentielle de la thermothérapie est donc le fait d'apporter au corps de la chaleur ou de la lui retirer. À cet égard, les propriétés physiques des supports employés (pierre, eau ou boue) jouent un rôle déterminant.

Le transfert de chaleur

Dans tous les types de thermothérapie, il s'agit essentiellement de transférer la chaleur : il est donc indispensable que le praticien possède les principes de bases de la physique dans ce domaine. Pour le profane, qui ne recherche que des sensations agréables et, le cas échéant, le soulagement de ses tensions musculaires ou de ses douleurs, la chose a moins d'importance. Cependant, posséder quelques notions en la matière peut se révéler très intéressant.

Quelques mots sur la conductivité thermique

Si le basalte est la pierre la plus utilisée pour transférer la chaleur lors des massages, c'est parce qu'il est un excellent « conducteur de chaleur ». En d'autres termes, cette matière possède à un haut degré la propriété de transférer l'énergie thermique d'un côté de la pierre à l'autre. Cette aptitude est largement supérieure à celle du grès, par exemple, mais aussi de l'eau et de l'air.

Les trois types de transfert thermique

La chaleur peut se transmettre d'un corps à un autre par conduction, par convection ou par rayonnement. Pour ce qui est de l'utilisation de pierres chaudes et froides à des fins thérapeutiques, le mode de transfert concerné est surtout la conduction. En effet, dans des matières solides, inertes, liquides ou gazeuses, la transmission de la chaleur ne s'effectue qu'entre des particules, ou molécules, immédiatement adjacentes.

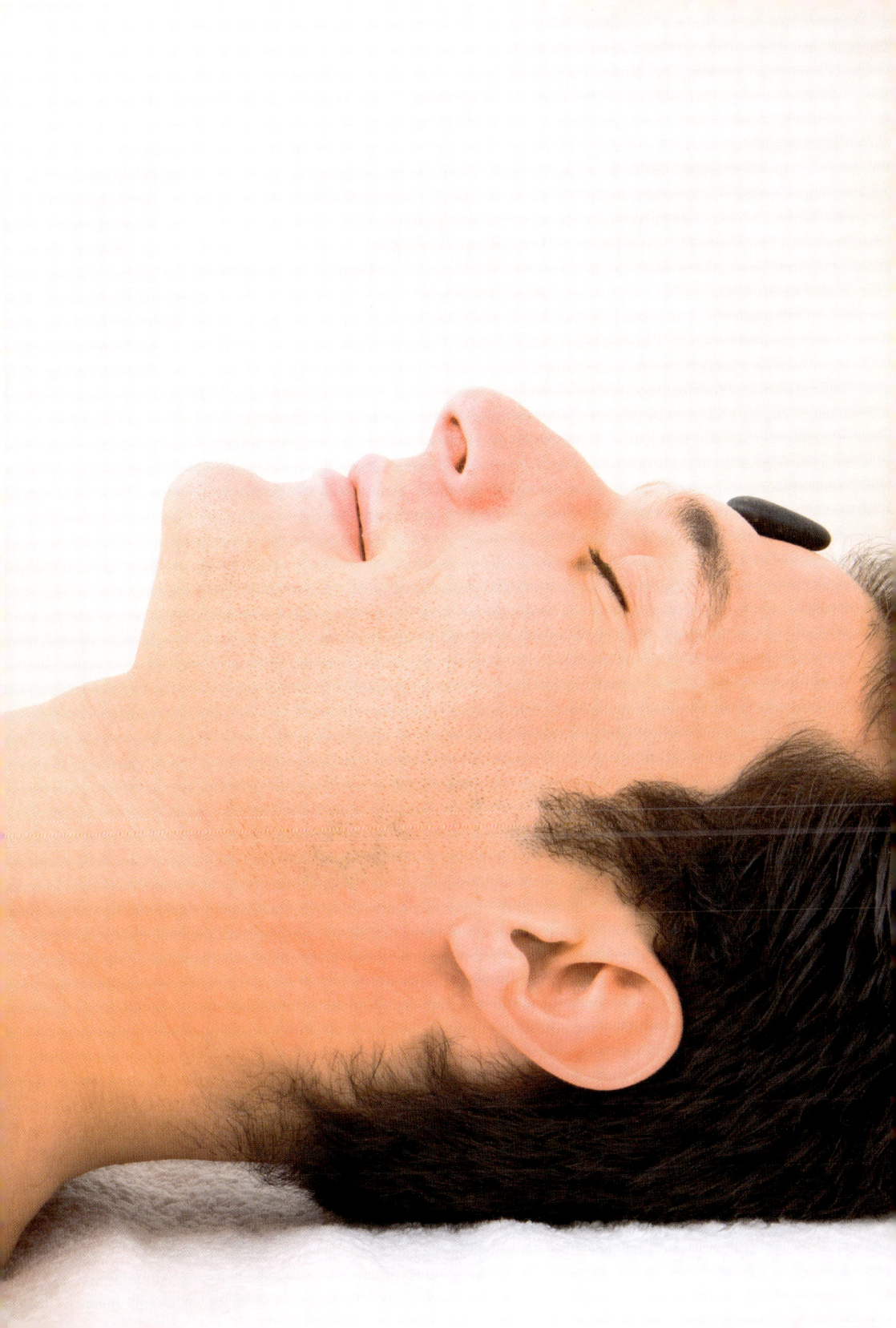

Dans les parties plus chaudes d'un corps, les molécules sont affectées d'une forte vibration. Elles transmettent, en les heurtant, leur énergie cinétique supérieure aux molécules voisines moins agitées des parties froides jusqu'à ce que ces dernières se réchauffent.

Convection et rayonnement

Le rôle des deux autres types de transfert thermique est tout à fait négligeable pour le massage aux pierres.

Dans le cas de la convection, la chaleur est transportée par des particules chargées d'énergie thermique. Le transfert ne peut donc s'opérer que dans des gaz ou des liquides et, dans une moindre mesure, à travers la fine pellicule d'huile interposée entre peau et pierre lors d'un massage. En revanche, dans le cadre d'autres thérapies, comme les bains à bulle ou les douches filiformes chaudes et froides selon la méthode Kneipp, la convection revêt une importance capitale.

Le rayonnement — qui émane de tout corps chaud — représente encore une autre forme de transfert thermique : la chaleur est transmise sans l'intervention d'aucun matériau. Il n'a donc que très peu d'incidence sur le massage aux pierres chaudes ou froides, au cours duquel il existe toujours un contact.

Qu'on le pratique simplement pour favoriser la détente ou pour soulager tensions et douleurs, le massage aux pierres est toujours un moment de bien-être et une expérience agréable.

La thermorégulation dans l'organisme

L'être humain est très sensible aux changements de température, car comme tous les animaux à sang chaud, il doit maintenir une température corporelle interne constante — autour de 37 °C, pour notre espèce. Il y parvient grâce à la thermorégulation, une fonction biologique d'une grande précision.

Notre organisme réagit aux stimuli thermiques de manière sophistiquée pour permettre le déroulement harmonieux de toutes les fonctions corporelles.

POUR ALLER PLUS LOIN : UN PEU DE THÉORIE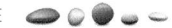

CENTRE DE CONTRÔLE DE LA THERMORÉGULATION

C'est dans le cerveau que la valeur souhaitée et la valeur réelle sont confrontées.

RÉCEPTEURS

Les thermorécepteurs périphériques situés dans la peau enregistrent la température corporelle : c'est la valeur réelle.

INFLUENCES EXTÉRIEURES

De nombreux facteurs peuvent modifier la température corporelle : la température extérieure, mais aussi un massage aux pierres chaudes ou froides, qui sera, lui aussi, perçu d'abord comme un élément perturbateur.

TEMPÉRATURE INTERNE DU CORPS

Facteur déterminant, à surveiller de près. La valeur souhaitée, que l'organisme cherche sans cesse à maintenir, est de 37 °C.

LES RÉPONSES DE L'ORGANISME

Lorsque la température interne s'écarte de la valeur souhaitée, l'organisme s'active pour rééquilibrer la température : dilatation ou constriction des vaisseaux ; augmentation ou réduction de la production de chaleur par le métabolisme, des frissons ou la sudation.

La sensibilité aux fluctuations de température

Les changements de température sont enregistrés par des thermorécepteurs situés sur la peau — appelés « périphériques » — et à l'intérieur du corps — appelés « centraux ». Les récepteurs cutanés, dont certains répondent à la chaleur et d'autres au froid, transmettent des informations sur la température externe du corps au centre de contrôle de la thermorégulation, qui se trouve dans le cerveau. Les deux types de thermorécepteurs périphériques — environ 30 000 pour la chaleur et 250 000 pour le froid — sont situés sur l'ensemble de la surface corporelle. Leur répartition n'est pas homogène : la densité des récepteurs pour le froid est plus élevée sur le tronc qu'aux extrémités, par exemple.

La somme des informations envoyées par les thermorécepteurs périphériques et centraux indique la température corporelle : une valeur réelle. L'organisme la compare à la valeur souhaitée, mentionnée plus haut. En cas d'écart entre les deux valeurs, l'organisme met tout en œuvre pour retrouver la température idéale, nécessaire à un fonctionnement optimum. Dilatation ou constriction des vaisseaux sanguins, sudation, frissons, chair de poule... Toutes ces manifestations corporelles ont pour but de rééquilibrer la température interne du corps. L'homéothermie, la faculté de maintenir une température interne quasiment constante, est le résultat des effets conjugués de la thermogenèse — la production de chaleur par l'organisme — et de la thermolyse — la déperdition de chaleur par l'organisme.

Lorsque l'exposition à la chaleur ou au froid perturbe l'équilibre thermique du corps, celui-ci met en œuvre les mécanismes appropriés pour s'y adapter. C'est la condition de son bon fonctionnement.

La thérapie Water and Stone : ma propre conception du massage aux pierres

Qu'on l'utilise comme thérapie ou comme soin de bien-être, le massage aux pierres chaudes et froides dénoue les tensions, soulage les douleurs et... fait du bien, tout simplement ! Ce chapitre contient la description précise du déroulement d'une séance de massage intégral. La vie offre sans cesse de nouvelles opportunités de développement. Pour ma part, je me suis sentie prête au début de l'année 2007 à m'écarter de la thérapie LaStone pour trouver ma propre voie. Depuis, je propose des massages aux pierres — ainsi que des formations — selon ma propre méthode, que j'ai appelée : la thérapie Water and Stone.

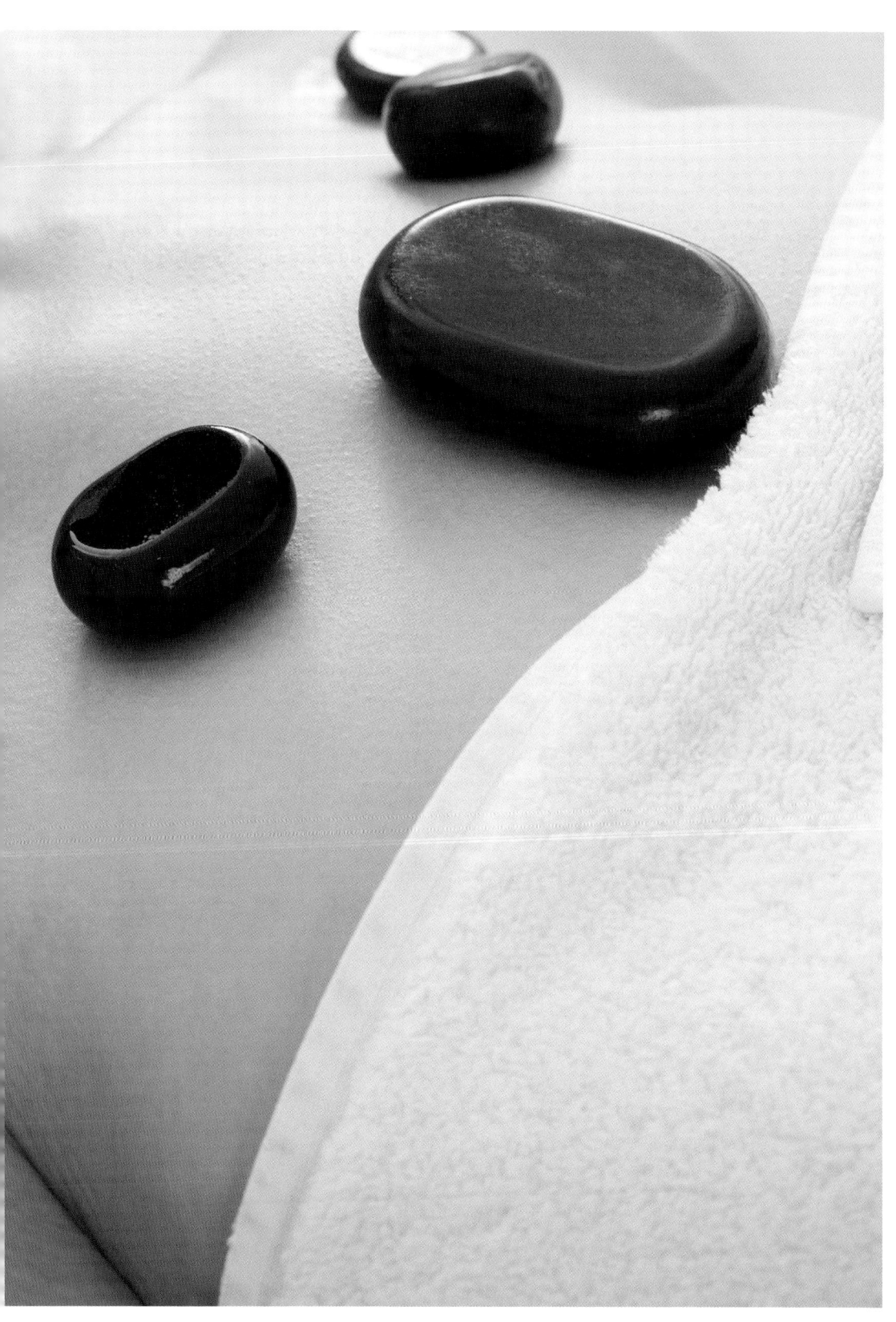

Eau et pierre : l'alliance idéale

Cette nouvelle dénomination exprime parfaitement la conception que j'ai de mon travail. C'est à l'institut Sebastian-Kneipp, fondé à Bad Wörishofen, en Bavière, par l'ancien pasteur du même nom, que j'ai acquis mes connaissances sur les effets de la température sur le corps humain. Dans la thérapie Kneipp, reconnue dans le monde entier, c'est l'eau qui est utilisée pour exposer la peau à des variations de température. Or c'est aussi l'eau qui a poli les galets lisses et arrondis que nous employons lors des massages. Pendant des milliers d'années, ils ont été en contact avec l'eau, qui leur a transmis des informations cosmiques. Et avant le traitement, c'est encore dans l'eau qu'on dépose les pierres pour les réchauffer, puisque c'est la seule manière de contrôler leur température. L'eau et la pierre : une alliance des plus puissantes.

Tout ce que j'ai exposé ci-dessus sur les matériaux utilisés et le déroulement des soins se rapporte à la méthode thérapeutique Water and Stone. Mais la plupart des indications sont valables également, avec quelques nuances, pour la thérapie LaStone et pour le massage aux pierres — ou Hot Stones — en général.

Le déroulement d'une séance de massage Water and Stone

Certains clients souhaitent simplement passer un moment agréable, tandis d'autres ont besoin d'un traitement pour soulager une pathologie spécifique. Si la plupart des points auxquels le praticien doit être attentif sont communs aux deux situations, la suite de cet ouvrage concerne essentiellement le massage intégral destiné à apporter détente et bien-être. Cela dit, aucun massage ne ressemble exactement à un autre. Les bons praticiens se laissent guider par leur intuition et leur sensibilité pour apporter à chaque client ce dont il a besoin sur le moment. Chaque client est différent, tout comme chaque praticien a ses particularités. En outre, aucune journée ne ressemble à une autre. Pareil pour les massages, donc !

Le bien-être du client est le devoir absolu du praticien

Dans mon cabinet, chaque séance de massage commence par un entretien. J'interroge la personne sur ce qui l'amène vers moi ce jour-là, sur ses éventuels problèmes de santé — chroniques ou en phase aiguë — et sur ce qu'elle attend du traitement. Avant tout, je dois déterminer s'il est préférable, pour des raisons médicales, de ne pas procéder au massage (une liste des contre-indications se trouve en page 18). J'élabore ma séance à partir de tous ces paramètres. Même si quelqu'un vient me voir « juste » pour passer une heure agréable et se détendre, j'ai besoin de savoir à quoi m'en tenir sur ses particularités.

Bien sûr, une fois le client allongé sur la table de massage, les mains expertes du praticien découvrent bien vite des tensions, zones douloureuses ou points sensibles dont personne ne s'est occupé jusque là. C'est pourquoi le patricien se doit d'être toujours à la fois perspicace, vigilant et prudent.

Confortablement installé

J'invite le client à s'allonger sur la table et je veille à ce qu'il soit confortablement installé. Il est parfois indiqué de lui glisser un coussinet sous les genoux, par exemple, pour soulager la colonne lombaire. Il ne profitera pleinement du traitement et ne pourra lâcher prise que si rien ne le gêne.

Il m'arrive très souvent de disposer préalablement sur la table des pierres chaudes plates, recouvertes d'un drap. Je demande au client de s'allonger dessus, sur le dos. Dans cette technique (voir page 50), les pierres sont disposées de manière à agir sur des points importants de part et d'autre de la colonne vertébrale. Elles réchauffent les muscles érecteurs du rachis, sous lesquels elles sont placées. Dès ce moment, le client peut se laisser aller complètement à la détente. De façon similaire, il est possible de placer une pierre chaude sous l'abdomen de la personne lorsqu'elle est allongée sur le ventre : là aussi, la sensation est souvent très agréable.

La température appropriée

Avant de commencer le massage proprement dit, j'enduis entièrement d'huile le corps du client. Puis je sors de l'eau chaude la première paire de galets, je les sèche et je procède à des effleurements sur tout le corps. Je dois évaluer rapidement la température qui sera efficace et agréable pour chaque client, en sachant que cette perception varie beaucoup d'une personne à l'autre. Dès le tout premier contact entre la peau et les pierres chaudes, il faut que je choisisse, sans me tromper, la bonne température, qui peut se situer entre 45 °C et 60 °C.

Le massage

Je masse tout le corps du client en commençant par la zone de la tête et des épaules. Quand les pierres que j'utilise ne sont plus trop chaudes pour cela, je les lui glisse dans les mains ou je les lui pose sur les pieds. Je les remplace par d'autres pierres prises dans l'unité chauffante, avec lesquelles je masse les endroits où le corps en a besoin. De temps à autre, j'applique des pierres froides. J'en avertis le client pour éviter de le surprendre et je lui demande de respirer à fond. La durée du traitement est fonction de son état général et de ses besoins. Elle ne sera pas la même selon que la personne sera venue me voir pour des motifs thérapeutiques avérés ou par simple curiosité. Lors d'une série de massages, il est préférable d'augmenter progressivement la durée de la séance, ainsi que l'intensité des stimuli thermiques.

Le point de vue du patient

L'une de mes patientes a consigné par écrit tout ce qu'elle a pensé et ressenti pendant et après sa première séance de massage Professional Stone.

Avec son accord, je restitue ici ses impressions, qui représentent son point de vue de cliente sur le traitement.

LE RAPPORT D'UNE CLIENTE

L'idée de me coucher sur des pierres me répugne. Elles sont disposées exactement à l'endroit où je suis censée poser mon dos. Il me paraît évident que cela sera dur et inconfortable. J'espère ne pas avoir à rester allongée dessus trop longtemps. Seule la grande confiance que j'ai en ma praticienne m'empêche de partir en courant lorsqu'elle me présente ses galets froids de marbre blanc. J'en ai la chair de poule. Et maintenant, elle me demande de m'allonger. Je suis tout ce qu'il y a de plus sceptique!

LA DISPOSITION DES PIERRES POUR LE DOS ET SUR LES CHAKRAS

Je me hisse sur la table de massage recouverte de pierres. Au moins, maintenant, les galets de marbre froid posés là-bas, sur le guéridon, sont sortis de mon champ de vision. Je m'allonge... Quelle surprise! C'est chaud et doux! J'ai du mal à croire que je suis couchée sur des pierres.

À présent, on me pose des pierres sur l'avant du corps. Au début, je ressens des différences de température, mais très vite je les oublie. Je suis incapable de distinguer les endroits frais des endroits chauds. Je respire profondément et décide se me concentrer sur le traitement.

MASSAGE DES CÔTÉS DU CORPS

On m'enduit d'huile tout le côté droit. Entre mes cils, je suis presque surprise d'apercevoir ma praticienne, car je ne sens plus que des pierres.

À présent, c'est au tour de ma pauvre cuisse courbaturée. J'ai passé trop longtemps à cheval, hier. Chaleur et fraîcheur m'enveloppent tour à tour. J'entends de très loin la voix de la praticienne qui me demande de respirer à fond pour me préparer au contact des galets de marbre froid sur ma peau. Incroyable, la manière dont chaque pierre dirige ma conscience à l'endroit exact où l'on me masse.

Je commence à considérer les pierres comme des personnes et je crains brièvement de ne plus avoir toute ma tête. Mais je me sens si bien que mon inquiétude ne dure pas... Je me laisse aller et un sentiment de confiance totale, profonde, m'envahit. Les pierres me protègent, m'entourent et me caressent. Elles unissent les différentes parties de mon corps et de mon être. Elles me laissent flotter en apesanteur et me rassurent. Des images de mon enfance passent comme des rêves dans ma conscience. Je me sens entourée de couleurs. Je suis sur un petit nuage rose.

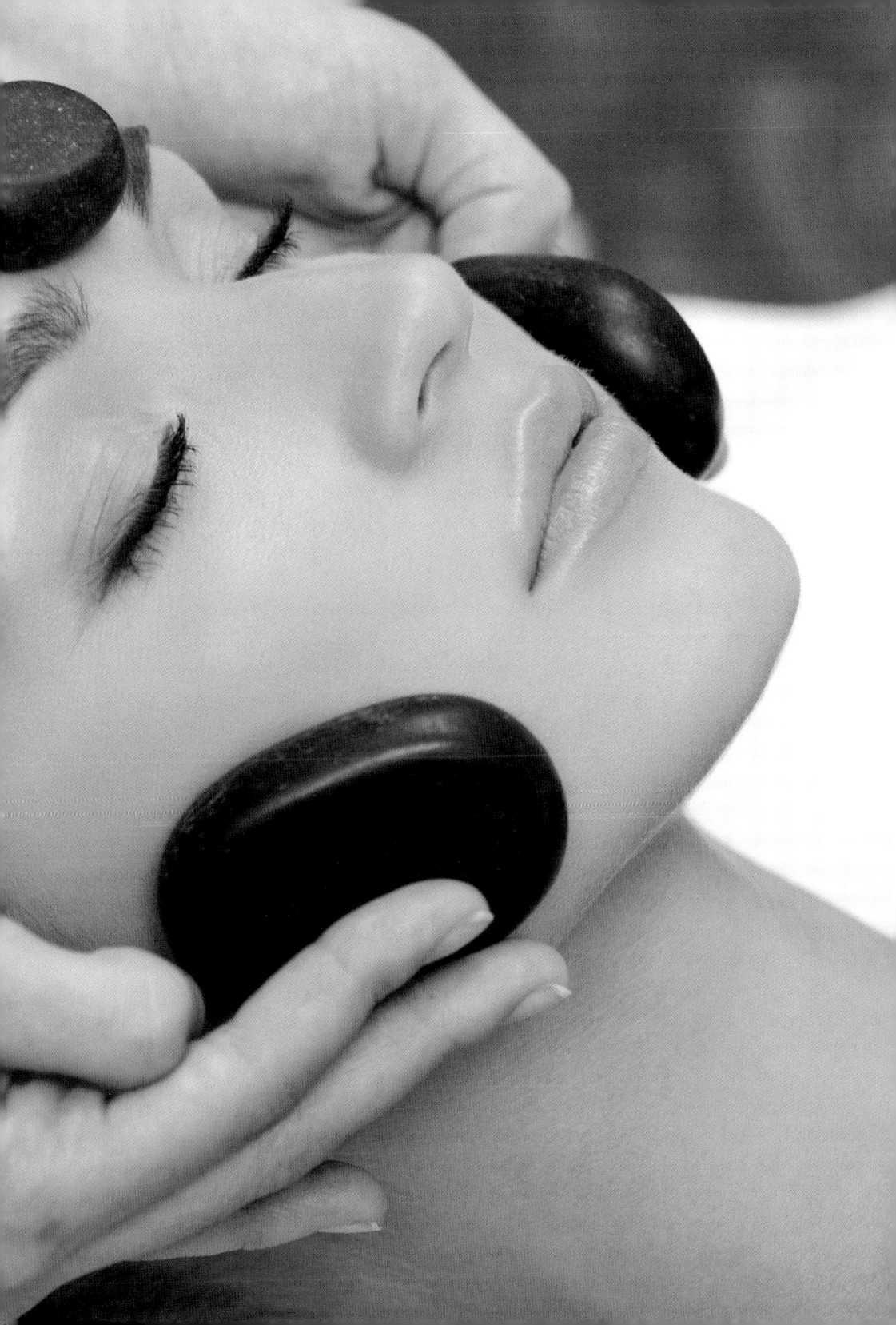

L'après-massage

Il me faut un moment avant de pouvoir dire comment je me sens. J'ai l'impression d'être légère comme une plume et il y a longtemps que je n'ai pas éprouvé un tel sentiment de bonheur. Puis on me tend un verre et je m'aperçois que j'ai très soif. Le fait de boire me ramène sur terre. Je suis bien réveillée et prête à affronter la vie. Et en plus, mes courbatures ont disparu !

Je me sens reposée comme après des vacances paisibles. Le massage semble aussi avoir affecté ma vision. Je trouve les couleurs plus intenses et je me surprends à contempler des objets du quotidien avec étonnement, comme un enfant. Je n'arrive pas à croire que le traitement n'a duré que 90 minutes en tout.

Cet état euphorique se prolonge toute la journée. Je suis calme et détendue, quoi qu'il arrive. Trois jours plus tard, le souvenir des pierres sur mon corps est encore très présent en moi. Je dors mieux et le plus beau, c'est que je me souviens de mes rêves !

Mais au bout d'une semaine, de légers symptômes de manque se font sentir. Petit à petit, je retombe dans ma vieille routine. Je ne vais quand même pas devenir accro... me dis-je en prenant rendez-vous avec ma praticienne. Bah, quelle importance ? Je me réjouis pour mon prochain massage aux pierres.

Comment trouver un bon praticien ?

Les soins aux pierres sont en plein boom. Les massages aux galets de basalte chaud ou de marbre froid sont de plus en plus appréciés, des clients autant que des praticiens. Et comme partout, il n'a pas fallu longtemps pour que des charlatans sans aucune connaissance médicale se mettent à proposer des massages et même des cours. Les participants à mes séminaires de formation qui se sont laissés tenter par de telles offres me font part de plus en plus souvent de leurs expériences négatives et décevantes. Il existe des stages de massage ultrarapides, de quelques heures à peine, au cours desquels on n'enseigne aucune technique de massage efficace, sans parler de connaissances de base sur la thermothérapie.

Les qualifications du praticien

Trouver un bon massage aux pierres peut donc s'avérer une mission difficile, car les appellations souvent ronflantes ne disent pas grand-chose sur les qualités des soins. Pour avoir formé moi-même plus de 1500 praticiens, j'ai une bonne vue d'ensemble de ce marché. Je ne peux que vous recommander de choisir un cabinet proposant la thérapie LaStone ou le massage Professional Stone selon la thérapie Water and Stone. N'hésitez pas à demander à voir les qualifications du praticien.

VIVRE AVEC LES PIERRES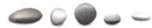

Le facteur humain

Pour le reste, comme à chaque fois qu'un être humain se remet « entre les mains » d'un autre, il faut que s'établisse un rapport de confiance. Ne craignez pas de vous fier à votre intuition. Vous sentez-vous à l'aise et en sécurité dans l'espace de massage ? Le praticien vous donne-t-il l'impression qu'il est intéressé et motivé, et qu'il va se consacrer entièrement à vous pendant la durée nécessaire au soin ? Vous sentez-vous, au contraire, envahi par un sentiment de doute et d'incertitude ? N'hésitez pas à poser des questions. C'est à vous, et à vous seul, de décider si vous avez envie de vous faire soigner par ce praticien, ou cette praticienne.

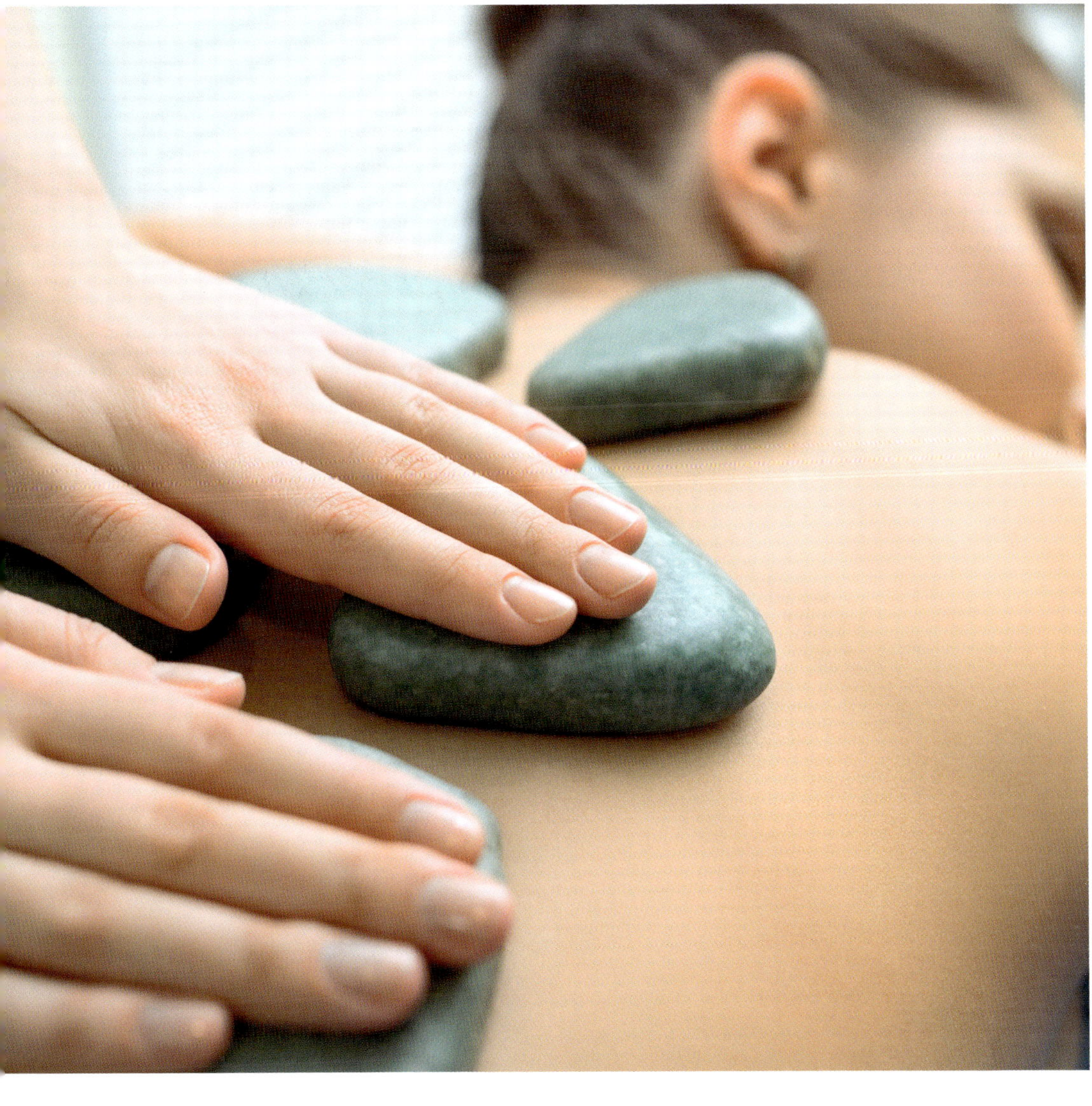

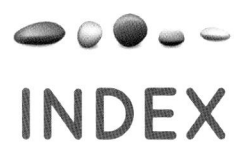

INDEX

A

Abdomen	60, 119
Abdominal	18, 33, 61
Acné	56
Aigue Marine (minéral)	34, 63
Améthyste (minéral)	12, 34
Anticoagulant (traitement ~)	18
Artériosclérose	18
Aventurine (minéral)	33, 63

B

Bain de pieds	62, 64, 74
Bain de vapeur	19
Balnéothérapie	20
Basalte	28, 32, 39
Beauté	52
Bien-être	45, 56, 74
Botox (injection de ~)	56
Boue	19

C

Cancer	18
Calcédoine (minéral)	35
Chair de poule	116, 120
Chakra(s)	36, 38-9, 58, 62, 78
- ~ de la gorge	33, 59, 63
- ~ de la racine	32, 60, 63
- ~ du cœur	33, 61, 63
- ~ du front	34, 59, 63
- ~ du plexus solaire	33, 61, 63
- ~ sacré	33, 60, 63
Chaleur	22, 37, 50, 106, 111-2
Cicatrices	18
Citrine (minéral)	33, 63
Collagène (Injections de ~)	56
Consolation	24
Contractures	16, 22, 97
Contre-indications	18
Cornaline (minéral)	33, 63
Cou	52, 53, 86, 97
Coup de fouet	56-7
Couperose	52, 86

D

Démangeaisons	18
Détente	23, 34, 50, 75
Diabétiques	18
Dialyse (patients sous ~)	18

E-F-G

Enfants (massage des ~)	16
Espace de massage professionnel	28
Fièvre	00
Grossesse	00

H-J-L

Homéostasie	10
Huiles de massage	41-2
Huiles essentielle	18, 41, 42
Hydrothérapie	20
Jade (minéral)	35
Jaspe Rouge (minéral)	32, 63
Lapis-lazuli	33, 63

M

Marbre	36, 39	- ~ des pieds	64, 79
Massage		- ~ du dos	28, 90, 94
- ~ à deux	69	- ~ du visage	52, 53, 56, 86
- ~ des mains	48, 84	Muscles	48, 70, 71, 73, 82, 92, 94

N-O

Nelson (Marie)	102-3, 110-1	Névrodermite	18
Névralgie cervico-brachiale	24	Organes internes	22

P-Q-R

Peeling	46, 48, 53, 64	Praticien(ne)	16, 24, 110, 118, 122
Pierre		Qualifications	122
- chauffer les ~	36, 37	Quartz rose (minéral)	34
- rafraîchir les ~	37	Repos après le massage	98
Plaies	18	Rhodonite (minéral)	35

S

SIDA	18	Système immunitaire	10, 106
Stress	16, 23, 34		

T

Table de massage	28, 36, 40	Thermorégulation	20, 114-6
Température	75, 91, 116, 119	Thermothérapie	19, 20, 120
Thérapie LaStone	102-4, 110-1, 118, 122	Toumaline (minéral)	34
Thérapie Water and Stone	16, 116, 118, 122	Troubles rénaux	18
Thermodynamique	112	Tumeurs	18
Thermorécepteurs	47, 115, 116	Turquoise (minéral)	35

U-V-W-Y

Vaisseaux sanguins	20, 116	Warne (Patricia)	102, 104
Varices	18, 82, 92		

NOTES

Prenez ici en note les remarques de votre partenaire (température des pierres, position, zones de massage sensibles...) pour vous en souvenir lors de votre prochaine séance.

NOTES

NOTES

NOTES

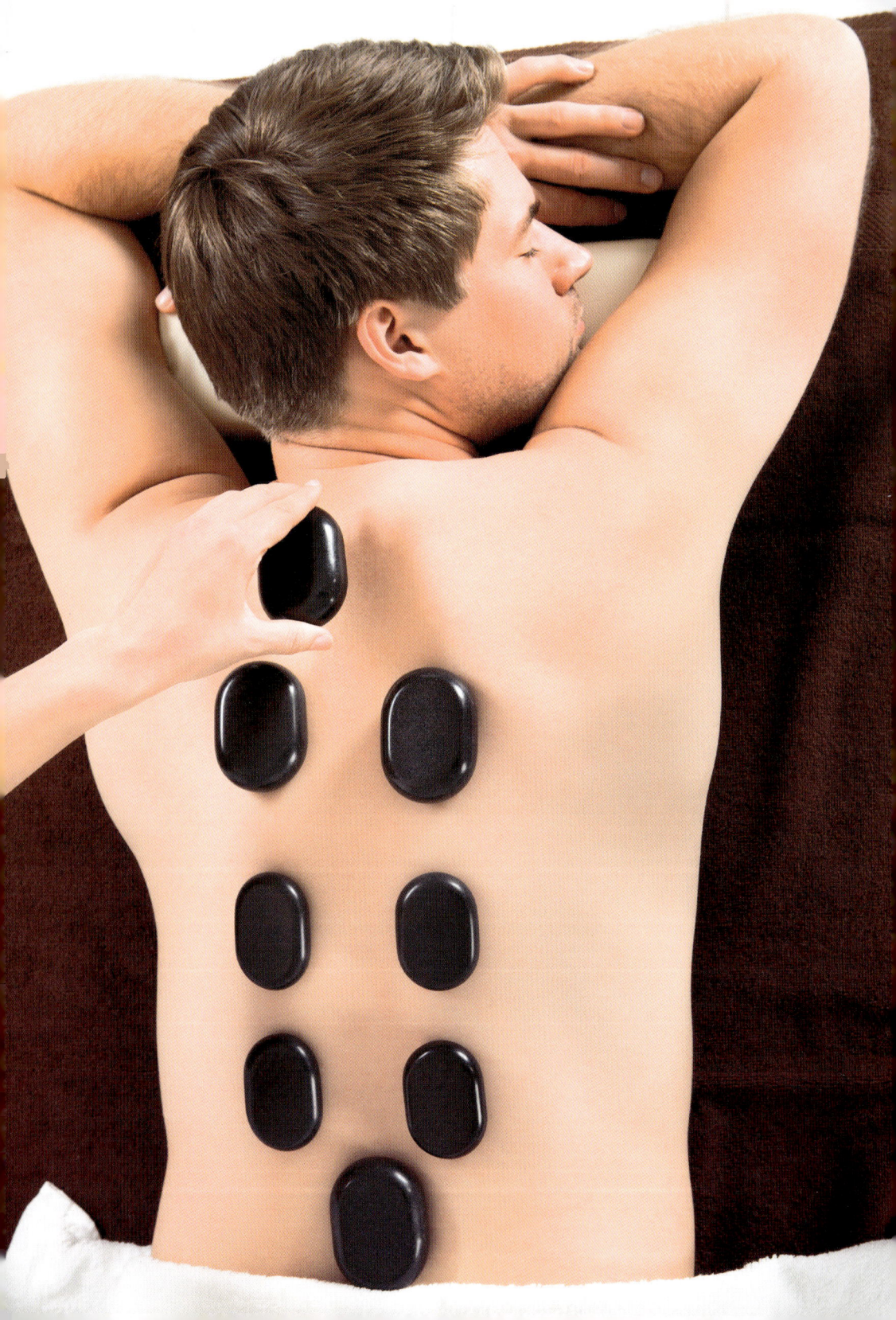

REMERCIEMENTS DE L'AUTEUR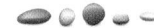

Remerciements de l'auteur

Avant tout, je tiens à remercier German, mon mari, pour son soutien sans faille et en particulier pour m'avoir transmis ses vastes connaissances sur la thermothérapie, enrichissant ainsi ma pratique professionnelle et le présent ouvrage.

Je remercie Diane Zilliges, qui a su faire jaillir mes idées puis m'a aidée à les mettre en forme. Je remercie aussi mes clients et les participants à mes stages de m'avoir fait part de leurs précieuses expériences et de leurs suggestions pertinentes. Et tout particulièrement, je suis reconnaissante aux pierres qui sont mes amies depuis des années et qui m'ont tant appris.

DISPONIBLES AUX ÉDITIONS LA PLAGE

BIEN ÊTRE ET BEAUTÉ

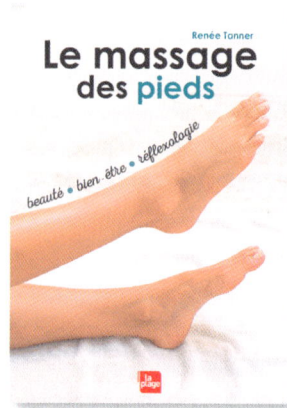

LE MASSAGE DES PIEDS
BEAUTÉ, BIEN-ÊTRE ET RÉFLEXOLOGIE

Renée Tanner

Les techniques de base pour un auto-massage efficace sous les conseils de Renée Tanner, l'une des plus grandes spécialistes en réflexologie plantaire. Des prescriptions pour prévenir les affections courantes : de l'utilisation des points de pression à l'aromathérapie, des conseils précis pour soulager migraines, arthrite, insomnies ou simplement avoir de jolis pieds.

180 pages • 16 x 22 cm • 13,50 €
ISBN 978-2-84221-430-2

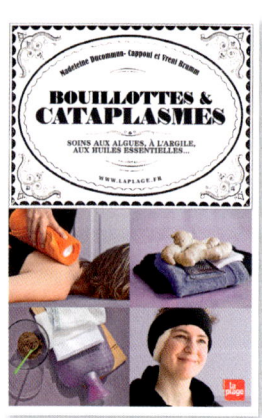

BOUILLOTTES ET CATAPLASMES
SOINS AUX ALGUES, À L'ARGILE, AUX HUILES ESSENTIELLES...

Madeleine Ducommun-Capponi et Vreni Brumm

Ces applications simples et naturelles pour toute la famille ont fait leurs preuves pour soigner les bobos de tous les jours, la fièvre, la toux, les maux de ventre, les rhumatismes, ou simplement apporter bien-être et détente.

192 pages • 17 x 24 cm • 24,95 €
ISBN 978-2-84221-319-0

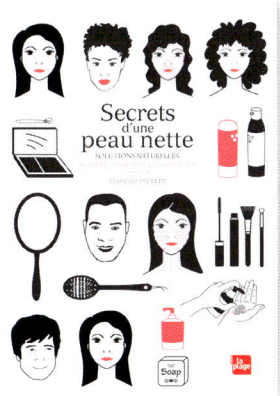

SECRETS D'UNE PEAU NETTE

Élodie-Joy Jaubert

Toutes les solutions naturelles pour en finir avec les boutons et les points noirs : conseils nutritionnels, compléments alimentaires, hygiène de vie...
L'auteur propose des routines beauté quotidiennes à base de produits naturels et des actions ciblées pour traiter boutons et cicatrices (fabrication de lotions, masques, gommages...)

72 pages • 16 x 22 cm • 9,95 €
ISBN 978-2-84221-477-7

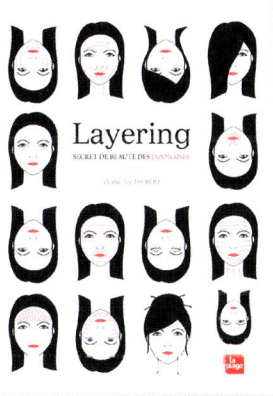

LAYERING
SECRET DE BEAUTÉ DES JAPONAISES

Élodie-Joy Jaubert

Pour avoir une peau éclatante et sans défauts, des cheveux souples et brillants, les Japonaises ont mis au point un cérémonial minutieux, en plusieurs étapes de soins baptisés « Layering ». L'auteur a choisi d'aborder ce rituel avec des cosmétiques naturels, bruts et économiques que les japonaises aiment utiliser et qu'elles trouvent directement dans leur cuisine : thé vert, citron, riz, huile de sésame...

72 pages • 16 x 22 cm • 9,95 €
ISBN 978-2-84221-318-3

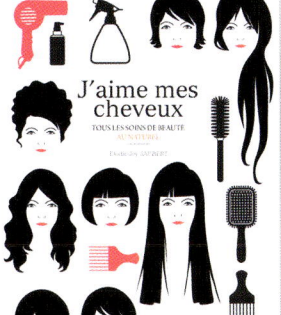

J'AIME MES CHEVEUX

Élodie-Joy Jaubert

Si vous doutez du bien-fondé de l'utilisation de produits chimiques sur vos cheveux, à coups de shampoings, d'après-shampoings et de soins spécifiques... découvrez les soins naturels maison.
Apprenez à hydrater vos cheveux avec le gel d'aloe vera, à les nourrir avec un masque à l'huile de coco, à les traiter avec un soin maison aux huiles essentielles...

72 pages • 16 x 22 cm • 9,95 €
ISBN 978-2-84221-393-0

YOGA

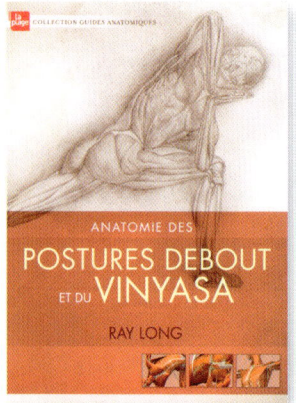

ANATOMIE DES
POSTURES DEBOUT ET DU VINYASA
Ray Long

Chirurgien orthopédiste, Ray Long étudie le hatha yoga depuis plus de vingt ans, notamment auprès de B.K.S. Iyengar et d'autres grands maîtres internationaux.

Cet ouvrage d'anatomie fonctionnelle du yoga est dédié entièrement aux postures debout et au Vinyasa (le yoga en mouvement, comme l'Ashtanga yoga).

224 pages • 19 x 26 cm • 24,95 €
ISBN 978-2-84221-495-1

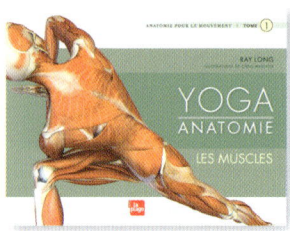

YOGA ANATOMIE
LES MUSCLES
Ray Long

Tenir compte des mécanismes anatomiques de leurs corps apporte aux yogis l'assurance de dépasser les blocages, d'éviter les blessures et donc d'améliorer leur pratique. Technique et pédagogique, ce livre comporte plus de 500 dessins anatomiques, permettant d'étudier progressivement les muscles et leurs fonctions, ainsi que leurs interactions avec les os, tendons et ligaments.

240 pages • 26 x 19 cm • 29,95 €
ISBN 978-2-84221-441-8

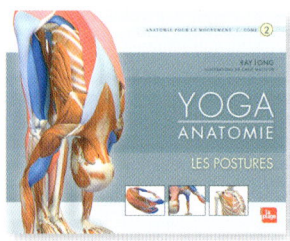

YOGA ANATOMIE
LES POSTURES
Ray Long

55 postures de yoga illustrées par des planches anatomiques en 3D qui pointent l'implication des os, muscles, tendons, ligaments concernés dans chaque posture. Aborder les asanas sous l'angle anatomique permet d'aller plus loin dans les postures, en influençant nos propres réponses physiologiques inconscientes grâce à des actions mécaniques conscientes très ciblées.

228 pages • 26 x 19 cm • 29,95 €
ISBN 978-2-84221-442-5

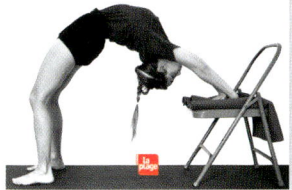

PRATIQUE DU YOGA IYENGAR
AVEC UNE CHAISE
Eyal Shifroni

Le yoga Iyengar se caractérise par l'attention particulière portée à l'alignement des différentes parties du corps dans les postures. L'usage d'une chaise pour sa pratique améliore l'exécution et le maintien des asanas pour un meilleur bénéfice y compris dans les poses les plus difficiles.Divisé en huit chapitres selon les familles de postures ce livre explique en détail et en image l'utilisation de la chaise pour une pratique avancée du yoga Iyengar.

160 pages • 19 x 26 cm • 19,95 €
ISBN 978-2-84221-517-0

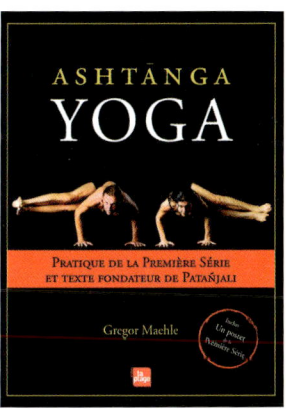

ASHTĀNGA YOGA
PRATIQUE DE LA PREMIÈRE SÉRIE
ET TEXTE FONDATEUR DE PATAÑJALI
Gregor Maehle

Avec une partie pratique (enchaînement de la première série avec photos et schémas anatomiques) et une partie philosophique (traduction et commentaires du texte fondateur : les yoga-sûtras de Patanjali), cet ouvrage de Gregor Maehle est une référence de l'ashtanga yoga.

324 pages • 19 x 26 cm • 29,95 €
ISBN 978-2-84221-449-4

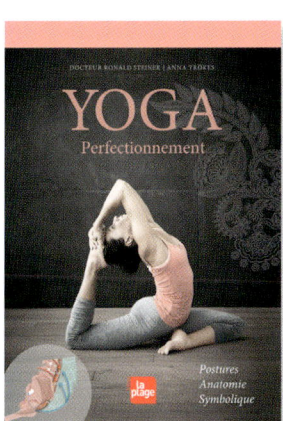

YOGA PERFECTIONNEMENT
Docteur Ronald Steiner
Anna Trökes

Que vous ayez derrière vous deux années de pratique du yoga ou un vingtaine, cette approche à la fois physiologique, symbolique et spirituelle va vous permettre de comprendre pleinement les effets des postures, d'acquérir une technique rigoureuse et surtout, de renouveler et stimuler votre pratique

252 pages • 19 x 26,5 cm • 24,95 €
ISBN 978-2-84221-368-8

PIERRES CHAUDES: AUTOMASSAGES ET MASSAGE À DEUX

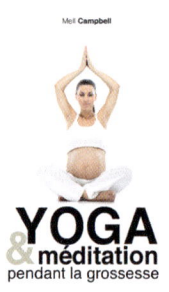

YOGA ET MÉDITATION
PENDANT LA GROSSESSE
Mell Campbell

40 semaines de yoga pour préparer votre corps et votre mental : 40 postures pour travailler sur la musculature du périnée, le contrôle de la respiration, la relaxation... et 40 propositions de méditation. Que vous soyez débutante ou que vous pratiquiez régulièrement le yoga, ce livre vous accompagnera tout au long de cette période pour que la naissance de votre bébé soit celle dont vous rêvez.

108 pages • 16 x 22 cm • 15,95 €
ISBN 978-2-84221-357-2

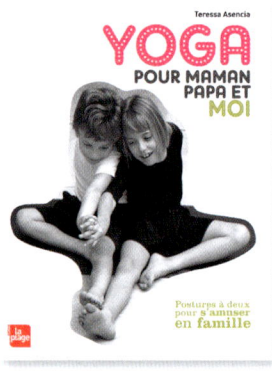

YOGA
POUR MAMAN, PAPA ET MOI
Teressa Assencia

Initier ses enfants au plaisir du yoga, par des exercices simples et ludiques, c'est leur offrir une belle occasion de mieux connaître leur corps et d'acquérir les bons réflexes pour respirer, se relaxer, se concentrer, prendre confiance en soi. Une approche originale et joyeuse du yoga en famille..

168 pages • 22 x 22 cm • 19,95 €
ISBN 978-2-84221-381-7

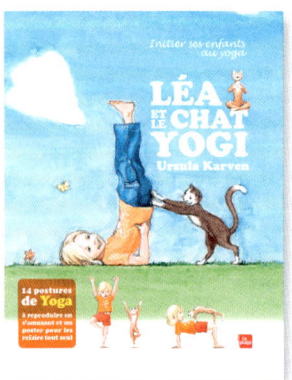

LÉA ET LE CHAT YOGI
INITIER SES ENFANTS AU YOGA
Ursula Karven & Axel Raatz

Un album pour enfnat qui propose à la fois une jolie histoire à raconter et des pages de postures, bine expliquées par le chat yogi, pour aborder avec son enfant des techniques précieuses (respiration, relaxation, concentration) pour la vie de tous les jours.

48 pages • 21 x 25 cm • 15,50 €
ISBN 978-2-84221-221-6

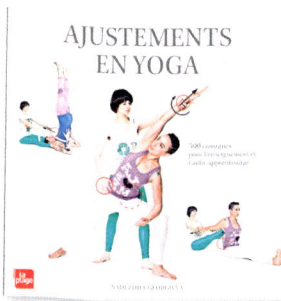

AJUSTEMENTS EN YOGA

Nadezhda Georgieva

500 consignes et corrections pour l'enseignement et l'auto-apprentissage du yoga.
Des instructions claires et des corrections précises : ce sont les éléments les plus importants pour un cours de yoga réussi. Ce guide s'adresse aux professeurs de yoga, mais aussi aux élèves qui pourront s'auto-corriger à la maison d'un simple coup d'œil aux illustrations.

168 pages • 22 x 22 cm • 24,95 €
ISBN 978-2-84221-390-9

Achevé d'imprimer en septembre 2021